Ich besiege die Angst

Wie Sie Ängste und Panikattacken loswerden, um endlich wieder frei und unbeschwert leben zu können

Robert Dominic Hülsmeyer

mit einem Exklusivinterview von Dr. Rahasya Kraft

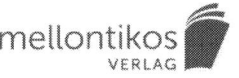

Robert Dominic Hülsmeyer
© Mellontikos Verlag
https://mellontikos-verlag.com
info@mellontikos-verlag.com
2021, 1. Auflage
Alle Rechte vorbehalten

Kontakt für Fragen zum Buch, Inhalt oder Download des Audioprogramms: robert@rd-huelsmeyer.com

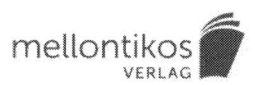

Robert Dominic Hülsmeyer
© Mellontikos Verlag
https://mellontikos-verlag.com
info@mellontikos-verlag.com
2021, 1. Auflage
Alle Rechte vorbehalten
ISBN: 978-3-96709-030-7

Kontakt für Fragen zum Buch, Inhalt oder Download des
Audioprogramms:

robert@rd-huelsmeyer.com

Inhaltsverzeichnis

Das Buch

Der Körper zittert, der Hals wird eng und alle Systeme spielen verrückt. In so einer Situation sind wir oft nicht in der Lage unsere Mitte zu finden.

Wer wünscht sich, in diesem Zustand nicht wieder frei zu sein?

Die Angst ist oft nicht das, für was wir sie halten.

Hinter ihr steckt ein ausgeklügeltes System.

Doch wenn wir sie erst einmal durchschaut haben, dann passiert etwas Unglaubliches. Die Angst verschwindet, der Körper entspannt sich und das Glück des Lebens stärkt uns den Rücken.

Lösungen müssen einfach und praktikabel sein.

Dieses Buch kann Ihnen helfen, Ihre Angst so zu verstehen und so wahrzunehmen, dass sie in Zukunft von selbst verschwindet.

Der Autor

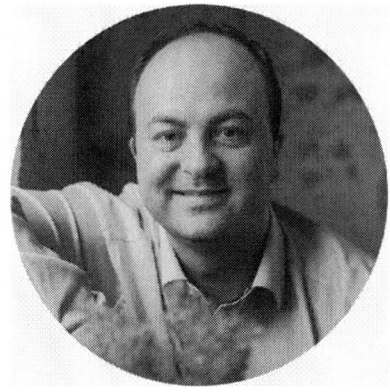

Robert Dominic Hülsmeyer ist Experte für Emotionspsychologie, Coach und Autor mehrerer Sach- und Hörbücher. Seine Klienten beschreiben ihn als feinfühlig und beharrlich. Er findet die Nadel im Heuhaufen und eine Zusammenarbeit mit ihm trägt dazu bei, in jedem Gebiet des Lebens Erfolg zu haben – sei es Geld, Business, persönliche Entwicklung oder die Beziehung zu sich selbst und anderen. Robert D. Hülsmeyer kennt die meisten mentalen Herausforderungen und hat fast immer die passende Lösung.

Als Entwickler der Source Code Therapy steht ihm der wahrscheinlich schnellste und beste Methodenkoffer zur Verfügung. Dennoch ist eine Zusammenarbeit mit ihm speziell und nicht zu unterschätzen. Mainstream ist nicht sein Ding. Als Wegweiser stellt er nicht sich ins Rampenlicht, sondern immer seine Klienten. Mit ihm erleben Menschen die Magie der Potentialverstärkung und eine professionelle Tiefe. Sie können eine Lösung nach Maß erwarten.

www.rd-huelsmeyer.com

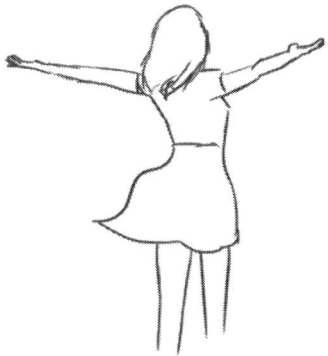

1.0 Einführung

„Entweder finden wir einen Weg oder wir kreieren einen. "
Robert D. Hülsmeyer

E s war 05:30 Uhr morgens. Der Wecker klingelte. Die ersten Sonnenstrahlen schienen durch mein Dachfenster und blendeten mich im Gesicht. Ich hatte keine Lust aufzustehen. Wie jeden Morgen schossen die Gedanken durch meinen Kopf, wieder zur Arbeit zu fahren, nur um die Miete zu zahlen und etwas im Kühlschrank zu haben. Es ekelte mich an. Ständig wurde ich kritisiert und hatte zudem das Gefühl, dass mich niemand verstand. Ich hatte Angst, jeden Tag in die Höhle des Löwen zu gehen, um wieder dafür ausgelacht zu werden, dass ich bin, wie ich bin. Mein Chef war Mitte fünfzig, groß und hatte graues Haar. Im Alter von vierzehn Jahren fing er damals in der Firma an und arbeitete sich über die Jahre hoch. Was er sagte, war Gesetz. Andere Meinungen zählten nicht. Er kritisierte mich für die Klamotten, die ich trug, mochte meinen Ohrring nicht und war angewidert davon, dass ich mir erlaubte anders zu denken. Sobald er den Mund aufmachte, schoss es mir eiskalt den Rücken herunter. Ich wurde rot im Gesicht, mein Herz raste und ich bekam kaum einen Ton heraus. Ständig hatte ich panische Angst vor seinem Urteil. Einmal erhielt ich sogar eine Abmahnung. Ich hätte mir angeblich meinen Urlaub nicht genehmigen lassen. Dabei hatte er ihn in seinem Kalender eigenmächtig wieder durchgestrichen, ohne mich zu informieren. Die Beziehung zu meiner Lebensgefährtin litt enorm unter der ganzen Situation. Jeden Tag kam ich frustriert nach Hause und fühlte mich wie ein Nichtsnutz ohne Selbstwert. Die ständige Befürchtung, dass ich sie verlieren könnte, belastete mein Leben. Ich mochte nicht vor die Tür und niemanden mehr sehen. Mein ganzes Umfeld war eine Erinnerung daran, wie klein und wertlos es in mir aussah. Aus Angst vor weiterer Kritik bin ich jedem Konflikt aus dem Weg gegangen. Doch schlicht und einfach kündigen war nicht möglich, da ich sonst meine Miete nicht mehr hätte zahlen können. Ich war verzweifelt, eingeschüchtert und ein Produkt lebender Angst. Alles drehte sich im Kreis. Eines Tages kam es, wie es kommen musste. Ich saß bei einer Bekannten zuhause. Wir tranken Kaffee und ich klagte mein Leid. Dann kam der Schock. In dem Gespräch erwähnte sie, dass sie es schade findet, dass meine Freundin sich von mir trennen wollte. Wir hätten so gut zusammengepasst, sagte sie. Ich war fassungslos, lief wieder rot an und bekam ein irres Herzklopfen. In diesem Moment hörte ich zum ersten Mal etwas von einer Trennung. Oft hatte ich Angst davor, aber scheinbar erfüllte sich die Prophezeiung selbst. Am Abend sprach ich meine Freundin darauf an. Sie sagte zu mir: „Ich wollte es Dir schon längst sagen, aber ich hatte Angst, dass du es nicht verkraften würdest." Wir trennten uns im gleichen Moment. Es war ein furchtbares Gefühl. Schon lange hatte ich diesen Gedanken im Kopf. Nun kam die Bestätigung, dass meine Angst wieder einmal richtig lag. Ich war am Boden zerstört. Wie würde es nur weitergehen?

Dann passierte etwas Seltsames. Ich ging ins Badezimmer, wischte mir die Tränen aus dem Gesicht und schaute in den Spiegel. Dort sah ich einen völlig verzweifelten jungen Mann. Er hatte weder Selbstvertrauen, noch war ein Funke an Lebensenergie zu sehen. Ich bemitleidete mich selbst, bis zu dem Moment, in dem ich eine Stimme hörte. Ich war alleine, doch sie wurde immer lauter. Sie kam aus meinem Kopf. „Willst Du wirklich so weitermachen?", fragte sie mich. „Hast Du nicht langsam genug gelitten, um zu erfahren, dass es nicht Dein Weg ist, den Du gehst?" Ich schaute über meine Schulter. Da war niemand außer mir. Doch die Stimmen redeten weiter. „Du hast Dich auf Deinem Weg selbst verloren. Finde zurück zu Deinem Ursprung, zu dem, wer Du wirklich bist und Dein Leben nimmt neue Formen an." In diesem Moment dachte ich, völlig verrückt zu werden. Die

Stimme fuhr fort: „Lasse los, was nicht zu Dir gehört." Es war so präsent und laut zwischen meinen Ohren. Ich schüttelte mich kräftig und entschied, spazieren zu gehen, um etwas Ablenkung zu bekommen. Im nahegelegenen Park konnte ich endlich tief durchatmen. Das entspannte meinen Geist. Doch dann kam die Stimme wieder: „Lasse los, was nicht zu Dir gehört." Es war beängstigend und vertraulich zugleich. Ich erinnerte mich an meine Arbeitsstelle und hatte ein mulmiges Bauchgefühl. Dann beobachtete ich, wie es sich im Körper bewegte. Auf einmal spürte ich eine kraftvolle Energie vom Kopf in die Beine ziehen. Es war wie ein erfrischender Handlungsdrang. Meine Akkus füllten sich wieder auf. Ich richtete mich auf, mein Hals wurde frei und ich fühlte eine enorme Stärke. In diesem Moment traf ich die Entscheidung, meinen Job zu kündigen. Niemals hatte ich daran gedacht. Jetzt war es wie ein innerer Befehl. Ich wollte ihn unbedingt ausführen. Am nächsten Tag ging ich zu meinem Chef und überreichte ihm die Kündigung, ohne zu wissen, wie es weitergeht. Mit einem Schlag war die Angst vor ihm weg. Es war pure Freude und hatte einen Geschmack von Abenteuer. Ich war mir sicher, dass etwas Großes auf mich zukommen würde. Drei Wochen später bekam ich aus heiterem Himmel ein neues Jobangebot. Doppeltes Gehalt und ein Umfeld, in dem ich mich weiterentwickeln durfte. In den Folgejahren räumte ich komplett in meinem Kopf auf und löste sämtliche Ängste auf, die mich seit meiner Kindheit begleiteten. Ich besuchte über 70 Aus- und Weiterbildungen in verschiedenen Gebieten, um die Funktionsweise des Menschen besser zu verstehen. Es wurde meine neue Leidenschaft. Im Laufe der Zeit kamen immer mehr Menschen zu mir, um sich auf ihrem Weg aus der Angst helfen zu lassen. Es war der Beginn einer neuen Geschichte.

Nun möchte ich aber Sie beglückwünschen. Denn Sie haben sich für ein Buch entschieden, welches Sie einen entscheidenden Schritt weiterbringen kann. Ich selbst bin nicht nur ein leidenschaftlicher Schreiber, sondern vor allem ein begeisterter Leser. In meinem Heim habe ich eine eigene Bibliothek von mittlerweile über zweitausend Büchern. Wenn es um Literatur geht, bin ich sehr kritisch. Vielleicht sind Sie das auch. Warum zum Beispiel sollte es ein weiteres Buch zum Thema „Angst und Panik" geben? Gibt es nicht schon genügend zu dieser Materie? Ist nicht längst alles erforscht und gesagt? Ein klares NEIN. Denn oftmals wird jahrzehnte- oder jahrhundertealtes Wissen verwendet. Häufig schadet es mehr, als dass es nützt. Und deswegen sehe ich mich in der Pflicht, für Aufklärung zu sorgen. Gleichzeitig gebe ich Ihnen die Methoden mit an die Hand, die mein Leben komplett verändert haben. Dieses Buch kann ein exzellenter Begleiter sein, Angst und Panik besser zu verstehen und mit den modernsten Techniken sogar aufzulösen.

In Europa leiden über 60 Millionen Menschen regelmäßig an Angstzuständen. Frauen sind häufiger betroffen als Männer. Das alleine ist Grund genug, um etwas zu verändern. Ich weiß nicht genau, was Sie alles erlebt haben, welche Bücher Sie gelesen haben, welche Kurse, Seminare, Therapien oder Coachings Sie bisher besucht haben, um Ihre Ängste besser zu verstehen und endlich aufzulösen. Ich denke jedoch, dass Sie dieses Buch lesen, weil Angst und Panik in Ihrem Leben derzeit eine Rolle spielen. Ich habe in den letzten zehn Jahren nicht nur hunderten von Klienten geholfen Angstzustände aufzulösen, sondern ich war selbst mein anstrengendster und schwierigster Klient. Das über fast 30 Jahre. Ich hatte Verlustängste, Raumangst, Höhenangst, eine soziale Phobie, Existenzängste und Panikattacken am laufenden Band. Ich bin einen der härtesten Wege gegangen und habe alles erforscht, was es für mich zu erforschen gab, um endlich ein glückliches und angstfreies Leben zu führen. So entstand meine Leidenschaft für Wissenschaft, universelle Gesetze, Metaphysik und die Emotionspsychologie. Es ist möglicherweise eines meiner persönlichsten Bücher. Und wie in jeder schönen Geschichte mit einem wundervollen Happy End. Nichts weniger wünsche ich mir auch für Sie.

Selbst wenn ich heute kaum noch Ängste verspüre, so gab es eine Zeit in meinem Leben, da hatte ich mehr Beklemmungen, als man Sandkörner in der Wüste hätte finden können. Genau das macht dieses Buch so speziell. Ich habe mich wie kein anderer mit dem Thema Angst und Panik auseinandergesetzt. Viele sind theoretisch bewandert. Ich biete Ihnen dreierlei: die Tiefe der Theorie, meine persönliche Erfahrung mit über 30 Jahren Angsterfahrung und die besten Lösungen, die aus der schwersten Zeit meines Lebens eine wundervolle Harmonie gezaubert haben.

Was Sie genau erwartet

Ich weiß, dass sich viel Zeit sparen lässt, wenn man bestimmte Bücher überfliegt oder querliest. Um beim Thema Angst und Panik den größtmöglichen Effekt zu erzielen, ist es nicht wichtig, Zeit einzusparen. Ich empfehle Ihnen, dieses Buch komplett zu lesen und durchzuarbeiten. Denn es ist wie ein Puzzle aufgebaut. Wenn alle Teile verbaut sind, dann ergibt es ein schönes Bild der Angstfreiheit. Um genau das zu kreieren, beschäftigen wir uns zuallererst mit einem besseren Verständnis zum Thema Angst und Panik. Sie erfahren, was die meisten Menschen über Angstzustände denken und was tatsächlich wahr ist. Dabei ist es wichtig, nicht oberflächlich zu sein. Ich als Autor muss auf viele Themen eingehen und einiges klarstellen. Ihre Aufgabe ist es nur, keine Schritte zu überspringen. Wahrscheinlich aber werden Sie so gefesselt sein und das Thema „Angst und Panik" von einer neuen Seite betrachten können. Sie erfahren genau und detailliert, was Angst wirklich ist, wo sie herkommt und warum sie nicht wieder geht, obwohl Sie es sich schon lange wünschen. Wir gehen genau auf die unterschiedlichen Arten von Angstzuständen ein, die Symptome, was im Körper ausgelöst wird und wann aus Angst eine Panik wird. Sie werden vermutlich verblüfft sein, wenn Sie erfahren, dass der Ursprung von Angstgefühlen immer der gleiche ist. Aber dazu später mehr.

Wenn wir gemeinsam ein tiefes Verständnis für Ihre Ängste haben, dann macht es Sinn, den nächsten Schritt einzuleiten. Sie erhalten von mir die Techniken, Methoden und Tricks, die mir aus der schwersten Zeit meines Lebens geholfen haben und mittlerweile auch hunderten Klienten. Wir schauen uns vorab auch die klassischen Therapieformen genau an, damit Sie für sich verstehen und entscheiden können, was für Sie der nächste Schritt ist. Ebenso gebe ich Ihnen einen geheimen Einblick in die von mir entwickelte Source Code Therapy, mit der viele Klienten ihre größte Angst in nur einer bis maximal drei Sitzungen restlos auflösen konnten. Sie erhalten von mir die einzelnen Schritte auf einem Silbertablett präsentiert. Dafür ist es jedoch wichtig, dass Sie vorab nichts überspringen.

Damit aber nicht genug. Ich habe noch ein Highlight für Sie. Es reicht mir nicht, dass Sie nur ein grandioses Buch zum Thema Angst in den Händen halten und lesen. Ich habe einen wundervollen Arzt und Autor für ein Interview gewonnen. Dr. Rahasya Kraft. Er lebt in Australien, unterrichtet seit über 40 Jahren weltweit Menschen. Größen wie Anthony Robbins fliegen mit dem Helikopter zum ihm, um mit ihm zu Abend zu essen. Ich kenne Dr. Rahasya Kraft seit vielen Jahren. Auch er war ein Teil meiner Reise aus der Dunkelheit zurück ins Licht. In diesem Interview werden Sie erfahren, warum er so faszinierend ist. Über seine Erfolge schweigt er gerne, doch ich habe so einiges aus ihm herausgelockt.

Mit diesem Buch erhalten Sie einen kompletten Leitfaden zum Thema Angst und Panik. Sie können damit die kleinen und feinen Details besser verstehen und gleichzeitig Ihre eigenen Themen selbst angehen und idealerweise auch lösen.

Haben Sie viel Freude und maximale Erkenntnisse beim Lesen. Ich bin an Ihrer Seite.

Mit den besten Wünschen

Robert D. Hülsmeyer

1.1 Mein Geschenk an Sie

"Die Definition von Wahnsinn ist, immer wieder das Gleiche zu tun und andere Ergebnisse zu erwarten."
Albert Einstein

Albert Einstein war einer der klügsten Köpfe, von denen ich je gehört habe. Und wie wahnsinnig wäre es, wenn Sie sich die Zeit nehmen, ein Buch über Angst und Panik zu lesen und nachher trotzdem nicht vorwärtszukommen. Das würde dazu führen, dass sich nichts verändert. Damit das nicht passiert, liegt es mir am Herzen, dass Sie dieses Buch nicht nur lesen, sondern als Arbeitsgrundlage für Ihren Erfolg nutzen.

Wie so oft saß ich eines Tages in einem bequemen Sessel vor dem Kamin und schaute innerlich auf meine eigene Geschichte zurück. Mir wurden wieder einmal die Einzelheiten bewusst, die mir damals in der schweren Zeit geholfen haben. Ich habe mir intensiv überlegt, was ich tun kann, damit dieses Buch nicht nur gelesen wird, sondern damit Sie eine perfekte Grundlage dafür haben, um Resultate zu erzielen. Deswegen schenke ich Ihnen etwas. Sie, als Leser oder Leserin bekommen von mir ein grandioses Workbook. Darin finden Sie sämtliche Reflexionsfragen, Techniken, Lösungen und Grundlagen, um ihre Ängste optimal zu verstehen. Sie können sich selber reflektieren und die für Sie beste Lösung finden.

Dieses Geschenk kommt aus tiefstem Herzen, weil ich mir vor Jahren genau diese Arbeitsgrundlage für mich gewünscht habe. Es hätte meinen Weg deutlich verkürzt.
Unter folgendem Link können Sie sich das Workbook herunterladen und es für Ihre Arbeit an sich selbst frei verwenden.

Bevor Sie nun weiterlesen, empfehle ich Ihnen, den Download jetzt durchzuführen.

https://www.rd-huelsmeyer.com/angst-wb

2.0 Das Geheimnis hinter der Angst lüften

„Wer die Angst verstanden hat,
ist den größten Schritt bereits gegangen. "
Robert D. Hülsmeyer

V iele Jahre hat es gedauert, bis ich die Hintergründe meiner eigenen Angst verstand. Ich war zu sehr damit beschäftigt ihr auszuweichen oder sie wegzubekommen. Lange Zeit war mir nicht klar, dass ein tiefes Verständnis für die Angst einer der größten Schritte ist. 2006 war ich so eingeschüchtert und zugleich aufgewühlt, dass mein Psychiater mir empfohlen hat, Medikamente einzunehmen. Damals wusste ich nicht, was es damit auf sich hat. So nahm ich sie brav ein. Über die Zeit musste die Dosis bis auf das zulässige Maximum angehoben werden, damit ich im Alltag zurechtkam. Das Ganze ging dann bis zu dem Zeitpunkt, als ich endlich ein tiefes Verständnis für das entwickelte, was tatsächlich passierte. Genau daran lasse ich Sie teilhaben, damit auch Sie für Ihre Ängste den besten Lösungsweg finden.

Reflexionsfragen:

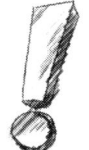

☐ Welche Fragen möchte ich über meine Ängste unbedingt geklärt haben?
☐ Wie versuche ich aktuell, meiner Angst auszuweichen?

2.1 Was ist Angst und wie entsteht sie?

„Während der eine vor Angst zittert, so spürt ein anderer in der gleichen Situation den puren Genuss."
Robert D. Hülsmeyer

Die meisten Menschen glauben, dass Angst etwas Schlechtes ist. Einen Großteil meines Lebens dachte ich das selbst. Doch mittlerweile ist mir klar, dass die Natur keine Fehler macht. Die Schöpfung hat uns Angstgefühle aus einem bestimmten Grund mit auf den Weg gegeben. Denn sie sind grundsätzlich eine ganz normale körperliche Reaktion auf Situationen, die wir als bedrohlich interpretieren. Daraus entsteht auch eine große Chance. Wenn wir die Möglichkeit haben, selbst zu deuten, können wir uns ebenso für oder gegen die Angst entscheiden.

Denn ist es nicht so, dass es Situationen gibt, die für den einen Menschen bedrohlich wirken und bei dem anderen im selben Moment Freude auslösen? Stellen Sie sich mal jemanden vor, der unter panischer Höhenangst leidet, so wie ich damals. Er steht auf 200 Meter Höhe an einem Geländer und schaut hinunter. Vermutlich wird dieser Person schwindlig werden, sie bekommt Beklemmungen, Atemnot, fängt an zu schwitzen und will einfach nur weg. Im gleichen Moment steht jemand dort oben, der die Höhe liebt. Diese Person produziert Glücksgefühle, schaut in die Ferne und ist sich absolut sicher, dass nichts passieren wird. Sie denkt nicht einmal darüber nach, dass überhaupt etwas geschehen könnte. Es ist ein purer Genuss. In solchen Momenten ist die Grundlage der Angst eine reine Interpretation. Es ist ein erlerntes Verhalten, bewusst oder unbewusst. Oftmals steckt es tief im Unterbewusstsein. Was viele Menschen nicht wissen ist, dass man jedes erlernte Verhalten auch wieder auflösen und gegen eine förderlichere Gewohnheit austauschen kann.

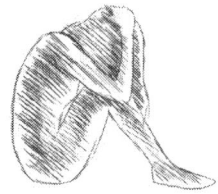

Es gibt unzählige Situationen, in denen Angst ohne scheinbar konkreten Anlass auftritt. Als ich damals beispielsweise einkaufen gegangen bin und viele Menschen gleichzeitig unterwegs waren, bekam ich beklemmende Gefühle, die sich zu Angstzuständen entwickelten. Zu diesem Zeitpunkt war mir nicht klar, woher sie kamen. Es gab scheinbar nichts Bedrohliches. Dennoch fühlte ich mich eingeschränkt. Vielleicht erkennen Sie sich wieder oder kennen jemanden, dem es so geht. Sie können sich sicher sein, wenn Angst ohne einen konkreten Anlass zu einem ständigen Begleiter wird, dann beeinträchtigt das unsere Frequenz. Das Vertrauen ins Leben sinkt und die Lebensqualität nimmt ab. Wenn der Fokus dauerhaft auf Bedrohung gerichtet ist, dann können Sie sich ausrechnen, welche Situationen automatisch im Leben auftreten. Noch mehr Angst und Panik.

Ich machte mich damals auf die Reise, meine Angstzustände zu erforschen. Dabei stellte ich mir zuallererst die Frage: „Was ist Angst überhaupt?" Wenn wir uns anschauen, woher der Begriff kommt, dann stoßen wir auf das lateinische Wort „angutus". Es bedeutet Enge, Bedrängnis und Beengung.

Und genau das ist es, was wir häufig erleben. Es wird eng, wir fühlen uns bedrängt und möchten aus dieser Enge wieder heraus.

Reflexionsfragen:

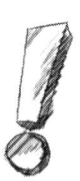

- ☐ Vor was habe ich genau Angst?
- ☐ Wie hat sich meine Angst entwickelt?
- ☐ Wie interpretiere ich die Bedrohung?
- ☐ Gibt es Menschen, die meine Angstsituationen völlig anders interpretieren könnten?
- ☐ Wenn ja, wie würden sie meine Angst interpretieren?

2.2 Die einzige Ursache von Angst

„Die Quelle der Angst ist der Wunsch nach Besitz,
gepaart mit dem Gedanken etwas nicht besitzen zu können."
Robert D. Hülsmeyer

In der Zeit, als ich mit meinen Ängsten zu kämpfen hatte, habe ich versucht, nach jedem Strohhalm zu greifen, den ich fand. Wenn man selbst nicht einordnen kann, was mit einem geschieht, dann ist ein logischer Schritt, sich Hilfe zu holen. Genau das habe ich getan. Der erste Ansatz war, zu meinem Hausarzt zu gehen. Ich hatte die Hoffnung, dort die Hilfestellung zu bekommen, die ich mir wünschte, um meine Angstzustände zu besiegen. Außerdem war es mir wichtig, zu erfahren, warum andauernd diese Ängste und Panikattacken auftraten. Zunächst wurden sämtliche historische Themen abgefragt.

Er fragte mich nach der Familie. Da meine Mutter und Großeltern von ständiger Depression und Angst heimgesucht wurden, berichtete ich ihm davon. Für ihn war in diesem Moment klar, dass es einen erblichen Hintergrund geben könnte. Ich erzählte auch von meinen anderen Symptomen. Dazu gehörten ständiges Schwitzen, Herzrasen, kreisende Gedanken und erhebliche Minderwertigkeitsgefühle.

Ich bekam eine Überweisung zum Psychiater. Nach weiteren drei Monaten Wartezeit saß ich dann in seinem Sprechzimmer. Er stellte mir viele Fragen, um sich ein Bild von meiner Situation zu machen. Nach circa 20 Minuten kam ein Papier aus dem Drucker. Es war ein Rezept für ein Medikament. Ein Antidepressivum. Er teilte mir mit, dass ich für eine lange Zeit diese Kapseln einnehmen müsse und dringend eine Psychotherapie beginnen sollte. Was ich heute noch sehr erschreckend finde, war seine Aussage, dass ich wahrscheinlich mein ganzes Leben lang mit diesen Ängsten umgehen müsse.

Nachdem ich diese Medikamente dann circa drei Jahre eingenommen hatte und wie verordnet die Psychotherapie in Anspruch nahm, war ich frustrierter als zuvor. Von allen Seiten bekam ich zu hören, dass die Ursache meiner Angststörung erblich bedingt sei. Heute weiß ich, dass es anders war. Natürlich ist es so, dass ich vieles von meiner Mutter und den Großeltern übernommen und gelernt habe. Wie sollte es anders sein? Ich kannte ja nur das. Auch können Traumata, Alkohol und Drogenkonsum, körperliche Funktionsstörungen und tausend andere Dinge einen Einfluss auf das Gefühlsleben eines Menschen haben. Doch heißt das lange nicht, dass es die Ursache ist.

Nach vielen Jahren Selbstforschung wurde mir eine Sache klar. Angst und Panik lassen sich immer auf ein und dasselbe Thema zurückführen. Und jetzt seien Sie gespannt.

Angst- und Panikzustände entstehen immer dann, wenn wir etwas besitzen wollen und gleichzeitig feststellen, dass die Gefahr besteht, es doch nicht haben zu können. Vielleicht, weil man es uns wegnimmt. Es ist so verrückt und zugleich so simpel. Ich gebe Ihnen ein paar Beispiele:

- Bei der Raumangst möchte man die Kontrolle über den Raum besitzen.
- Bei der Höhenangst möchte man die Kontrolle über den Boden unter den Füßen besitzen.
- Bei der Verlustangst möchte man einen anderen Menschen besitzen.
- Bei der Existenzangst möchte man einen gewissen Lebensstandard besitzen.
- Bei der Angst vor Ablehnung möchte man die Anerkennung von anderen und ein bestimmtes Selbstbild besitzen oder erhalten.
- Bei der Angst vor dem Tod möchte man die Unsterblichkeit besitzen.
- Bei der Angst vor der Angst möchte man die Freiheit besitzen.

Jetzt arbeiten wir uns einen Schritt tiefer. Etwas besitzen zu wollen, hat immer mit der eigenen Identität zu tun. Viele Jahre habe ich versucht, ein Bild von mir aufrechtzuerhalten. Ich wollte nach außen völlig angstfrei wirken, erfolgreich sein und von anderen Menschen anerkannt werden. Es war mein Wunsch, genau diese Identität zu besitzen. Da es in meinem Unterbewusstsein anders aussah, stand ich ständig in einem Konflikt mit mir selbst, ohne es zu merken. Es gab zu oft Situationen, in denen mir das Leben gespiegelt und gezeigt hat, wie es in mir aussah. Ich verlor Geld, Menschen, die mir wichtig waren und vor allem mich selbst. Das wollte ich aber nicht sehen. Die Wahrheit kratzte an meiner Identität, die ich mir aufbaute. Dieses

Verhaltensmuster verursachte eine ständige Angst.

Aus dem Wunsch, eine bestimmte Identität zu besitzen, wurden Angst und eine tiefe Depression. Das bedeutet keineswegs, dass man nicht das Leben führen kann, das man sich wünscht. Im Gegenteil. Natürlich geht das. Ich habe aber die Erfahrung gemacht, dass es länger dauert, wenn man sich selbst bewusst oder unbewusst belügt. Wenn man weiß, wer man wirklich ist, dann kann man sich zu dem Menschen entwickeln, der man sein möchte. Und nicht andersherum. Die Ursache ist, dass Angst eine Gewohnheit ist, die man in Bezug auf sein Besitz- und Identitätsverhalten aufgebaut hat.

Reflexionsfragen:

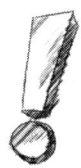

☐ Welche Geschichte habe ich bezogen auf meine Angst?

☐ Was möchte ich eigentlich besitzen?

☐ Was glaube ich, bewusst oder unbewusst, was ich verlieren könnte?

☐ Welche Identität von mir selbst möchte ich aufrechterhalten?

2.3 Auslöser von Angst

„Ein Auslöser ist wie eine Playtaste.
Wir geben damit den Startschuss zum Spielen der Musik."
Robert D. Hülsmeyer

Vielleicht erinnern Sie sich daran, dass Angst ein erlerntes Verhalten ist. Das bedeutet nicht, dass Sie dies bewusst gemacht haben. Es kann sein, dass es sich in Ihr Unterbewusstsein eingeschlichen hat, ohne dass Sie es bemerkt haben. In der Zeit, als meine Ängste am schlimmsten waren, hatte ich nachts einen unruhigen Schlaf. Ich bin morgens aufgestanden und war ständig gerädert. Zudem fühlte ich immer eine innere Kälte. Um mich halbwegs zu regenerieren, bin ich jeden Morgen zum Aufwärmen in eine 40 °C heiße Badewanne gestiegen. Tagsüber überkamen mich ständig Angstsituationen, Termindruck auf der Arbeit, unangenehme Fragen vom Chef sowie von Kollegen, die immer alles besser wussten und meine Identität aufkratzten. Was ich in dieser Zeit lernte war, dass es einen Unterschied zwischen der Ursache und den Auslösern von Angst gibt. Ich dachte immer, dass es das Gleiche wäre. So ist es aber nicht. Wenn die Ursache von Angst eine Gewohnheit ist, die man in Bezug auf sein Besitz- und Identitätsverhalten aufgebaut hat, dann hat man dadurch ein Programm im Unterbewusstsein. Der Auslöser hingegen ist wie eine Abspieltaste an einem Musikspieler. Drücken wir darauf, dann wird die Musik gespielt und im Kontext der Angst wird somit das Angstprogramm ausgelöst. Das ist wie ein zweites Programm. Es steuert das Erste. Hier gibt es keine genaue Regel. Bei manchen Menschen kann es wie bei mir damals Stress sein, ein Trauma oder der nicht erfüllte Wunsch nach Anerkennung der unbewusst erfundenen Identität. Es kann aber auch etwas anderes sein, z.B. Erinnerungen, innere Stimmen oder autoritäre Menschen. Es hängt damit zusammen, womit wir unsere Angst emotional verknüpfen. Fast immer hat es mit einem unbewussten Gedanken zu tun.

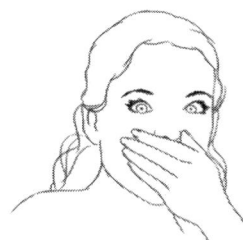

Meine Frau, meine jüngste Tochter, mein Sohn und ich waren 2014 an der Ostsee. Wir haben dort in den Osterferien Urlaub gemacht. Da das Wasser am Strand noch sehr kalt war, gingen wir in ein großes Erlebnisbad, um etwas zu schwimmen. Meine Tochter war zwei Jahre alt und eine große Wasserratte. Mein Sohn war zu der Zeit acht Jahre alt und ein extrem cooler Bursche. Während meine Frau aufpasste, kletterte die Kleine immer wieder auf die 1,8 Meter hohe Rutsche. Sie setzte sich oben hin und wartete, bis die Mama im Wasser war und sie auffangen konnte. Sie hatten einen riesigen Spaß. Mein Sohn und ich genossen währenddessen den entspannteren Part am anderen Ende des Beckens. Wir lagen im warmen Wasser und sahen uns den Spaß der beiden aus der Ferne an. Dann passierte etwas, womit wir alle nicht rechneten. Meine Tochter kletterte die Leiter hoch und setzte sich brav hin. Meine Frau stieg ins Wasser, um sie beim Rutschen wie immer abzufangen. Meine Tochter stand jedoch wieder auf, rutschte aus, fiel seitlich an der Rutsche 1,8 Meter in die Tiefe und knallte mit dem Kopf auf die Fliesen. Sie schrie wie am Spieß. Wir eilten alle zu ihr. Meine Frau hob sie auf, beruhigte sie. Direkt neben dem Schwimmbad war glücklicherweise ein Krankenhaus. In Windeseile hasteten wir mit ihr darüber. Die ersten Untersuchungen gaben zum Glück schnell Entwarnung. Sie hatte am Kopf nur eine dicke Beule. Meine Frau und meine Tochter blieben dann zur Überwachung eine Nacht im Krankenhaus, während ich mit meinem Sohn zurück ins Ferienhaus fuhr. Auf der Fahrt fing er bitterlich an zu weinen und machte sich Vorwürfe, dass er nichts tun konnte. Er sagte mir, dass er ständig diese Bilder im Kopf habe, wie seine Schwester dort heruntergefallen sei und er Angst habe, dass ihr irgendwann mal etwas Schlimmeres zustoßen könne. Zu diesem Zeitpunkt war ich schon einige Jahre bewandert, was Ängste betraf. Mir war sofort klar, dass es sich nicht um einen natürlichen Angstzustand handelte, da die Bedrohung längst vorbei war. Durch die Schocksituation im Schwimmbad hatte sein Gehirn immer wieder unbewusste Gedanken in ihm ausgelöst. Das ist nach so einer aufreibenden Situation nichts Ungewöhnliches für einen Achtjährigen. Die Bilder beängstigten ihn, weil er ihnen geglaubt hatte. Hätte ich in diesem Moment nicht direkt auf ihn reagiert, dann wäre möglicherweise irgendwann eine größere Angst oder Panik daraus entstanden. Während wir aber noch im Auto saßen und zum Ferienhaus fuhren, machte ich mit ihm eine kleine Übung, die dafür sorgte, dass er nach wenigen Minuten keine Angst mehr hatte und völlig entspannt war. In der Nacht schlief er wunderbar ein. Auch viele Jahre später gab es keine schlechten Erinnerungen mehr an diesen Tag. Jetzt fragen Sie sich vielleicht, was genau ich mit ihm im Auto für eine Übung gemacht habe. Im späteren Verlauf des Buches werde ich noch einmal darauf zurückkommen und Ihnen exakt verraten, was seinen Zustand so schnell veränderte. Es ist simpel und magisch zugleich.

Natürlich können auch andere Faktoren, z.B. Alkohol- und Drogenkonsum Angst- und Panikzustände auslösen. Ebenso bestimmte Medikamente und körperliche Einschränkungen wie eine Schilddrüsenunterfunktion, eine Herzerkrankung oder andere organische Erkrankungen. Diese Faktoren lösen die vorhandenen Programme jedoch fast immer nur aus. Sie sind meist nicht die Ursache. Öfters stellte ich fest, dass durch die Angst eher körperliche Schädigungen auftreten oder verstärkt werden als umgekehrt.

Reflexionsfragen:

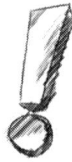

☐ Welche Angstsituationen habe ich
  bisher genau erlebt?

☐ Was löst bei mir Angst oder Panik
  aus?

☐ Welche Schocksituationen habe ich
  erlebt, die heute noch negative
  Gefühle in mir auslösen?

2.4 Warum das Unterbewusstsein an der Angst festhält

„Das Unterbewusstsein hat eine ganz eigene Funktionsweise.
Es ist so primitiv, dass viele Menschen nicht glauben können,
wie einfach es wirklich funktioniert. "
Robert D. Hülsmeyer

Vielleicht haben Sie schon bemerkt, dass ich viel vom
Unterbewusstsein schreibe. Was vor wenigen Jahren noch Hokuspokus
oder esoterisches Geschwafel war, ist heute wissenschaftlich bewiesen
und einfach nachzuprüfen. 2010 machte ich selbst ein unglaubliches
Erlebnis im Zusammenhang mit meinem Unterbewusstsein. Ich hatte
bereits einige Bücher darüber gelesen, war extrem fasziniert von
diesem Thema und wusste jede Menge über Hypnose. Dennoch gab es
ein Ereignis, welches mich vollkommen überzeugte. Bis zum 01.
Oktober 2010 war ich starker Raucher. Dass Rauchen absolut ungesund
ist, weiß so ziemlich jeder. Gleichwohl machen es viele. Zahlreiche
Versuche hatte ich bisher unternommen, um endlich damit aufzuhören.
Doch alles scheiterte. An diesem besagten Tag machte ich jedoch für
20 Minuten eine spezielle Übung. Es war grandios. Ich konnte danach
nicht mehr rauchen. Beim Anblick meiner Zigarettenschachtel musste
ich sogar anfangen zu lachen. Hätte ich eine Zigarette geraucht, dann
wäre ich mir absolut lächerlich und albern vorgekommen. So hatte ich
den Kreislauf dieses automatischen Raucherprogramms endlich
durchbrochen. Mit demselben Prinzip konnte ich dann weitere unnütze
Programme und Ängste in mir auflösen. Denn alles war nur ein
erlerntes Verhalten auf Basis einer Illusion.

Im späteren Verlauf des Buches gebe ich Ihnen einen detaillierten Einblick, was ich in diesen 20 Minuten genau machte.

Zunächst aber erstmal weiter zum Unterbewusstsein. Viele Menschen wissen nicht, wie es konkret funktioniert. Genau wie ich damals. Deswegen leiden sie auch. Daher tauchen diese ganzen Ängste auf. Wir produzieren sie selbst und merken es oft nicht. Das Unterbewusstsein tut präzise das, was wir ihm befehlen. Darin macht es keine Fehler. Wir geben uns selbst das Kommando, Angst in bestimmten Situationen zu haben. Natürlich wird an dieser Stelle erstmal fast jeder „NEIN" sagen. Doch das führt dann dazu, dass unser Unterbewusstsein glaubt, genauso weitermachen zu sollen wie bisher.

Der Schlüssel liegt darin zu verstehen, wie das Unterbewusstsein richtig funktioniert. Wenn wir z.B. Fahrradfahren lernen, aber noch nie gefahren sind, ist es wichtig, unserem Gehirn die Abläufe immer wieder zu zeigen. Das funktioniert dadurch, dass wir uns auf das Fahrrad setzen und versuchen, alle Sinne und motorischen Abläufe gleichzeitig zu koordinieren. Das Unterbewusstsein unterstützt uns darin, weil es wie ein Befehl wirkt. Irgendwann klappt es dann und wird zu einer festen Gewohnheit. Danach brauchen wir auch nicht mehr darauf zu achten, das Gleichgewicht zu halten. Es hält sich von selbst. Genauso ist es mit Angst und Panik.

Wir haben sie erlernt und möglicherweise so perfektioniert, dass sie garantiert immer dann auftritt, wenn wir sie nicht haben wollen.

Stellen Sie sich mal eine Frau vor, die Angst davor entwickelt, ihren Partner zu verlieren. Vielleicht tauchen bei ihr Gedanken auf wie: *„Lauf nicht weg. Er soll nicht mit anderen sprechen oder flirten. Bin ich denn nicht gut genug oder ausreichend? Ich will ihn nicht verlieren. Ohne ihn kann und will ich nicht leben."* Hinter all diesen Gedanken stecken oft unbewusste Inhalte wie: *„Ich will, dass er zu mir gehört und dass es für immer so bleibt. Wenn er mich verlässt, dann sterbe ich."* Mit solchen Gedanken ist die Angst vorprogrammiert. Es steckt der klare Besitzwunsch darin und die Botschaft, dass man stirbt, wenn man verlassen wird. Das ist völlig irrsinnig, denn man kann niemanden besitzen und man stirbt auch nicht, wenn man verlassen wird. Dennoch entsteht die Angst davor, weil man sich selbst mit den eigenen Gedanken solche Botschaften gegeben hat und das Unterbewusstsein das Leben, die Identität und den Besitz erhalten will. Die Frage ist nie, was man tatsächlich denkt, sondern wie es im Unterbewusstsein übersetzt wird. Wenn ein bestimmtes Gefühl da ist, dann nimmt das Unterbewusstsein dies als einen Befehl an, dieses Gefühl aufrechtzuerhalten und mehr davon zu produzieren. Jetzt wird vielleicht gedanklich ein Schuh daraus, warum viele Menschen ihre Ängste nicht in den Griff bekommen. Wenn Sie z.B. traurig sind, dann sucht Ihr Unterbewusstsein nach Möglichkeiten und Wegen, wie Sie ihre Traurigkeit weiter vertiefen können. Es glaubt, dass, wenn Sie traurig sind, Sie sich das bewusst ausgesucht haben. Verfügt man jedoch über eine schwache Selbstkontrolle, dann sucht man sich solche Gefühle eben nicht aus. Dann steuern sie einen. Dadurch kommt es zu unkontrollierbaren Ängsten und Paniksituationen.

Das Wichtigste, was Sie verstehen müssen ist, dass Ihr Unterbewusstsein Ihre aktuelle Gefühlssituation als Befehl annimmt, noch mehr davon zu produzieren. Genauso ist das mit Gedanken, Emotionen und Verhaltensweisen. Sie versuchen konzentriert, das Gleichgewicht auf dem Fahrrad zu halten und Ihr Unterbewusstsein gibt Ihnen immer mehr Stabilität. Sind Sie dabei frustriert, kommt vermehrt Frust auf. Sind Sie entspannt, dann lernen Sie auch entspannt.

Kommen wir zum nächsten Geheimnis. Was viele Menschen ebenso nicht wissen ist, dass ihr Unterbewusstsein ständig alle Sinne miteinander verknüpft und diese Kombinationen abspeichert. Wenn jemand einen schlechten Tag hat und sich schwach fühlt, aber anfängt, eine neue Sprache zu lernen, verknüpft das Unterbewusstsein dieses Gefühl von Schwäche mit dem Lernen der neuen Sprache. Die Folge kann sein, dass man selbst an einem guten Tag nach wenigen Minuten des Lernens wieder diese Schwäche spürt. Das Unterbewusstsein erinnert sich daran, dass „neue Sprache lernen" ein Gefühl von „Schwäche" bedeutet. Dabei hat es damit gar nichts zu tun. Viele denken das aber. So werden tausende Ängste erlernt, obwohl es nicht um die Angst geht, sondern nur darum, dass man nie erfahren hat, wie primitiv das menschliche Unterbewusstsein ist. Aber genau das ist die große Chance. Wenn Sie wissen, wie es funktioniert und das verkörpern, dann können Sie mit simplen Techniken riesige Erfolge erzielen. Sie erkennen auf einmal die Illusion hinter dem ganzen Schauspiel. Natürlich nur, wenn Sie Ihre Angstgewohnheiten auch wirklich auflösen möchten.

Nun verrate ich Ihnen noch ein drittes Geheimnis. Die meisten Menschen, die ihre Ängste als einschränkend empfinden, produzieren mit ihrem Gefühl noch mehr Begrenzungen. Das wissen Sie bereits.

Die Wenigsten haben jedoch ein Gespür dafür, wie sie sich eigentlich fühlen möchten und deswegen ändert sich nichts. Wenn Sie sich eingeschränkt fühlen und Ihr Unterbewusstsein produziert noch mehr Einschränkung, was passiert dann, wenn Sie stattdessen Mut oder Gelassenheit empfinden? Genau! Das Unterbewusstsein produziert noch mehr Mut oder Gelassenheit. Wenn Sie Angst unterbrechen, dann das Gefühl von Mut oder Gelassenheit produzieren und das häufig wiederholen, passiert was? Genau, Ihr Unterbewusstsein produziert automatisch mehr Mut oder Gelassenheit, wenn Sie ängstlich sind. Man muss nichts weiter tun, als dem Unterbewusstsein in seiner Sprache die exakte Anleitung zu geben. Das wiederholen Sie dann, bis es ein automatisches Programm wird. Funktionieren tut das mit allen Gedanken, Gefühlen, Emotionen und Verhaltensweisen. Mehr erfahren Sie später bei den Techniken und Methoden.

Reflexionsfragen:

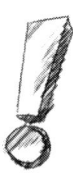

- ☐ Wie habe ich die Reaktion auf Angstgedanken möglicherweise erlernt?
- ☐ Wer hat es mir beigebracht? Ich selbst oder habe ich es unbewusst von jemandem übernommen?
- ☐ Was möchte ich statt meiner Angst fühlen?

2.5 Körperreaktionen und Warnsignale verstehen

„Wer die 4 Reaktionsebenen entschlüsselt,
der dekodiert seine Angst."
Robert D. Hülsmeyer

Als ich mich damals intensiv mit meinen Ängsten auseinandersetzte, fiel mir auf, dass es viele unterschiedliche Symptome, Körperreaktionen und Warnsignale gibt. Zunächst war mir das gar nicht bewusst.

Damals war ich Marketing- und Vertriebsleiter eines mittelständischen Industrieunternehmens. Wenn ich dort zum Beispiel eine Rede oder einen kleinen Vortrag im Kreis meiner Arbeitskollegen halten sollte, spürte ich den Drang, aus der Situation ausbrechen zu wollen. Mein Herzschlag erhöhte sich, ich begann zu schwitzen, meine Arme und Beine wurden schwach. Sämtliche Gedanken kreisten nur darum, wie es mir gelingen konnte, aus dieser Situation auszubrechen. Sie glauben gar nicht, wie kreativ das Gehirn sein kann. In solchen Situationen sind wir in der Lage, die fantastischsten Ausreden zu erfinden. Irgendwann lernte ich auf eine sehr ungünstige Art mit meinen Symptomen und Körperreaktionen umzugehen. Ich begann sie zu unterdrücken. Das war ein Fehler. Denn innerhalb von wenigen Wochen wurde mein Verhalten chronisch. Das bedeutete für mich, dass sich ein ständiges Zittern in meiner Stimme sowie Muskelzucken und Gedankenaussetzer einstellten. Anstatt die Ursache zu beheben, verbrachte ich viel Zeit damit, mit diesen Symptomen zurechtzukommen. Niemand sollte bemerkten, wie es mir tatsächlich ging.

Was das für zusätzlichen Stress im Körper verursachte, das können Sie sich sicherlich vorstellen.

Als ich mich dann in meine Vorgehensweise selbst verstrickt hatte, fiel mir das Zitat von Albert Einstein wieder ein. Es wäre wahnsinnig, immer das Gleiche zu tun und auf andere Ergebnisse zu hoffen. In diesem Moment wurde mir bewusst, dass ich einen anderen Weg gehen musste. Also analysierte ich, was in den Momenten voller Angst und Panik geschah.

Durch diese Analyse kam ich dann darauf, dass es mehrere Ebenen gibt, die zusammenhängen. Zum einen der kognitive Bereich, also das Gehirn und der Verstand. Dann der physiologische Bereich, der für den Schwindel und die Hitzewallungen sorgte. Und der motorische Bereich, der für das Zittern in der Stimme und die Muskelzuckungen verantwortlich ist. Zunächst war mir selbst nicht bewusst, dass es zusätzlich die Ebene des Verhaltens gibt. Damit ist die Reaktion auf die kognitiven, physiologischen und motorischen Ereignisse gemeint. Mein Verhalten lag z.B. darin, meine Angst nicht auftreten zu lassen und niemandem zu zeigen, wie ich mich gerade fühle. Somit entwickelte ich eine neue Befürchtung. Es war die Angst davor, dass jemand merken könnte, wie es mir tatsächlich gerade ging. Somit war der Kreislauf der Angst wieder geschlossen und perfekt. Lange Zeit war es mir wichtig, ein bestimmtes Bild nach außen aufrechtzuerhalten. Es stand jedoch komplett in Konflikt mit meinem inneren Befinden. Diese Vorgehensweise erzeugte einen so massiven Druck auf allen Ebenen, dass ich mich auf der Spirale immer weiter nach unten bewegte. Als ich das aber erkannte, nahm ich mir ein Blatt Papier und ging Ebene für Ebene durch. Damit Sie ein besseres Verständnis dafür bekommen, erhalten Sie jetzt einen Einblick in meine damaligen Notizen.

Kognitive Ebene:
Kreisende Gedanken, abnormale Wahrnehmung, Grübeln, Sorgen oder Konzentrationsprobleme. Gedanken nicht sterben zu wollen, nicht in Ordnung zu sein, keine körperlichen Symptome auftreten lassen zu wollen, die Kontrolle zu verlieren oder verrückt zu werden.

Physiologische Ebene:
Schwindel, Atemnot, Enge, Hitzewallungen, Übelkeit, Brechreiz, Mundtrockenheit, Schweißausbrüche, Nervosität, körperliche Unruhe, Herzklopfen, Herzrasen, Darmbeschwerden oder unwillkürlicher Harnverlust.

Motorische Ebene:
Zittern in der Stimme, Muskelzuckungen, Verspannungen, Kribbeln oder Gefühllosigkeit.

Verhaltensebene:
Die Verhaltensebene ist die Reaktion auf die anderen drei Ebenen. Unprofessionelles Verhalten, Vertuschen von Tatsachen, Flucht, Angriff, Traurigkeit oder Panik.

Reflexionsfragen:

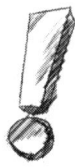

☐ Welche Gedanken und Überzeugungen
habe ich auf kognitiver Ebene, wenn
es um meine Angst geht?

☐ Welche körperlichen Symptome habe
ich, während ich die Angst verspüre?

☐ Welche motorischen Veränderungen
kann ich wahrnehmen, wenn ich meiner
Angst begegne?

☐ Mit welchem Verhalten reagiere ich,
wenn ich Angst oder Panik habe?

2.6 Der Angst-Selbsttest

„Wer Angst hat und nicht ehrlich zu sich selbst ist,
der gewinnt nicht einmal an Erfahrung."
Robert D. Hülsmeyer

Damit Sie für sich prüfen können, wie es um Sie und Ihre Angst
steht, entwickelte ich vor einigen Jahren einen Selbsttest. Er besteht aus
44 Fragen. Beantworten Sie diese bitte so ehrlich wie möglich und
zählen Ihre Punkte am Ende zusammen. Im Anschluss an die Fragen
gibt es die Auswertungen. Dabei müssen Sie nichts weiter tun, als zu
schauen, in welchem Punktebereich Sie liegen. Die entsprechende
Auswertung ist dann für Sie. Dieser Test dient dazu, eine erste oder
weiterführende Einschätzung zu Ihren Symptomen und Körpersignalen
zu bekommen. Sie können die Fragen auch gerne auf einem separaten
Blatt oder im Workbook beantworten. Lesen Sie bitte erst weiter, wenn
Sie diesen Selbsttest absolviert haben.

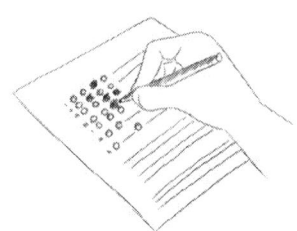

sehr häufig = 5; häufig = 4; manchmal = 3; selten =2; nie = 1

Welche Gedanken oder kognitiven Symptome haben Sie, wenn Sie Angst verspüren?

1. Ich befürchte, dass körperliche Symptome auftreten. 5 4 3 2 1

2. Ich habe kreisende Gedanken. 5 4 3 2 1

3. Ich nehme Dinge anders wahr. 5 4 3 2 1

4. Ich grüble. 5 4 3 2 1

5. Ich mache mir Sorgen. 5 4 3 2 1

6. Ich habe Konzentrationsschwierigkeiten. 5 4 3 2 1

7. Ich glaube, dass etwas mit mir nicht stimmt. 5 4 3 2 1

8. Die Kontrolle über meine Sorgen entgleist mir. 5 4 3 2 1

9. Ich habe Gedanken sterben zu können. 5 4 3 2 1

10. Ich verliere oft die Kontrolle über meine Gedanken. 5 4 3 2 1

11. Ich denke, dass ich verrückt werden könnte. 5 4 3 2 1

12. Ich dramatisiere manche Situationen. 5 4 3 2 1

13. Ich habe eine erhöhte Schreckhaftigkeit. 5 4 3 2 1

Welche physiologischen Symptome treffen auf Sie zu, wenn Sie Angst verspüren?

14. Nervosität   5 4 3 2 1

15. körperliche Unruhe   5 4 3 2 1

16. Herzklopfen   5 4 3 2 1

17. Herzrasen   5 4 3 2 1

18. Schwindel   5 4 3 2 1

19. Atemnot   5 4 3 2 1

20. Hitzewallungen   5 4 3 2 1

21. Kältegefühl   5 4 3 2 1

22. Übelkeit   5 4 3 2 1

23. Brechreiz   5 4 3 2 1

24. Darmbeschwerden   5 4 3 2 1

25. Mundtrockenheit   5 4 3 2 1

26. Schweißausbrüche   5 4 3 2 1

27. unwillkürlicher Harnverlust   5 4 3 2 1

28. Enge   5 4 3 2 1

Welche motorischen Veränderungen treffen auf Sie zu, wenn Sie Angst verspüren?

29. Zittern in der Stimme	5 4 3 2 1
30. Muskelzuckungen	5 4 3 2 1
31. Verspannungen	5 4 3 2 1
32. Gefühllosigkeit	5 4 3 2 1
33. Kribbeln	5 4 3 2 1
34. Schlafprobleme	5 4 3 2 1

Welche Verhaltensmuster treffen auf Sie zu, wenn Sie Angst verspüren?

35. Unprofessionelles Verhalten	5 4 3 2 1
36. Vertuschen von Tatsachen	5 4 3 2 1
37. Flucht oder Angriff	5 4 3 2 1
38. Traurigkeit	5 4 3 2 1
39. Panik	5 4 3 2 1
40. Emotionale Ausbrüche	5 4 3 2 1
41. Gewalt	5 4 3 2 1
42. Rauchen	5 4 3 2 1
43. Alkoholkonsum	5 4 3 2 1
44. Drogenkonsum	5 4 3 2 1

Auswertung Selbsttest

ab 150 Punkte
Ihre emotionale Belastung ist sehr groß und die Auswirkungen Ihrer Ängste können eine Gefahr für Sie sein! Ihr Raum für Regenerationsphasen ist vermutlich viel zu gering. In diesem Bereich ist es kaum möglich, ein glückliches und zufriedenes Leben zu führen. Hält man sich zu lange in diesem Belastungsbereich auf, so gewöhnt man sich an diesen Zustand und wird ihn unbewusst immer wieder hervorrufen. Selbst wenn es mal besser läuft, fällt man schnell wieder in ein emotionales Loch und produziert Ängste. Sie befinden sich in einem Belastungsbereich, der auf eine extreme Überbelastung hindeutet. Eine dringende Empfehlung ist es, diesen Zustand so schnell wie möglich zu optimieren. Wahrscheinlich macht es großen Sinn, sich auf dem Weg von einem Experten begleiten zu lassen. In vielen Fällen kann ein Coaching bahnbrechende Ergebnisse erzielen. Sollte sich jedoch eine psychische Krankheit abzeichnen, so ist hier ärztlicher oder therapeutischer Rat notwendig.

110 – 149 Punkte
Sie stehen ziemlich unter Strom und laufen Gefahr, durch mangelnde Regeneration unter anhaltend hoher emotionaler Belastung und Ängsten zu leiden. Oft merken wir gar nicht, dass unser Belastungsniveau recht hoch ist, weil der Körper sich sehr schnell daran gewöhnt. Doch die Auswirkungen sind dennoch vorhanden. Sehr wahrscheinlich befinden Sie sich in einem Hamsterrad. Daraus auszubrechen birgt möglicherweise eine große Chance für Sie und Ihre Lebensqualität. In längeren Belastungsphasen benötigen Sie unbedingt genügend Entspannung und Ruhe. Doch meistens fehlt die Zeit oder die notwendige Konzentration dafür. Mit einigen Techniken, Übungen, dem richtigen Training und dem angewandten Wissen über Ängste, Gedanken, Gefühle und Emotionen kommen Sie sicherlich schneller und einfacher in ein noch ausbalancierteres und angstfreieres Lebensgefühl. Es gibt Möglichkeiten, sich innerhalb von wenigen Sekunden in einen deutlich besseren Gefühlszustand zu bewegen. Dafür ist etwas Übung erforderlich, doch einmal gelernt hilft es Ihnen für den Rest Ihres Lebens. Scheuen Sie sich nicht davor, den Rat eines Experten hinzuzuziehen.

89 – 109 Punkte
Ihr emotionales Belastungsniveau befindet sich im guten bis mittleren Bereich. Sie fühlen sich hin und wieder angespannt und ängstlich, wissen dennoch in vielen Fällen sich selbst zu helfen. Es kann sehr hilfreich für Sie sein, sich genau die Bereiche anzusehen, bei denen Sie 4 oder 5 Punkte haben, um dafür Lösungen zu finden. Wenn Sie diese Lösungen integriert haben, dann gehen Sie systematisch weiter vor und suchen nach Möglichkeiten für die Bereiche, bei denen Sie 3 Punkte haben. Es wird Ihnen vielleicht helfen, wenn Sie noch stärker auf die Signale Ihrer Gedanken, Gefühle und Emotionen achten. Mit ein paar Entspannungstechniken, mentalen Übungen und dem richtigen Wissen über Angst können Sie Ihre emotionale Ausgeglichenheit auf ein noch höheres Niveau bringen.

bis 88 Punkte
Sie führen ein sehr ausbalanciertes Leben und haben scheinbar Ihre Gedanken, Gefühle und Emotionen im Griff. Ebenso Ihre Ängste. Auch wenn es hier und da mal etwas unangenehmer wird, so stehen Sie mit beiden Beinen auf dem Boden und sind fast jeder Situation gewachsen. Selbst schwierigen Situationen sind Sie nicht hilflos ausgeliefert, sondern finden Ihren Weg damit umzugehen.

2.7 Wie Ängste zu einem Geschenk werden

„Um das Licht zu sehen,
müssen wir oft durch die Dunkelheit gehen. "
Robert D. Hülsmeyer

Jetzt ist er völlig übergeschnappt, könnte man denken. Was soll denn bitteschön positiv an Angst sein? Hat der Autor zu viel Wasser aus seinem Aquarium getrunken? Ich meine es tatsächlich ernst. In dem Moment, in dem ich diese Zeilen schreibe, sitze ich vor meinem Aquarium und schaue, wie friedlich sich die kleinen Fische und Schnecken darin bewegen. Und nein. Ich trinke den Tierchen kein Wasser weg. Ich blicke innerlich auf meine Lebensgeschichte. 75 Prozent davon waren geplagt von starken Ängsten. 25 Prozent waren sehr harmonisch, friedlich und glücklich. Nüchtern betrachtet ist die Quote nicht berauschend. Ich empfinde das anders. Sachlich mag es vielleicht korrekt sein. Emotional bin ich dankbar, denn sonst wäre ich heute nicht der Mensch, der ich bin. Dieses Buch hier würde nicht in die Welt gehen. Hätte ich nicht zahlreiche Menschen verloren, dann wären an manchen Stellen keine neuen Kontakte entstanden. Wäre ich in der Schule nicht einige Jahre ein 5er Kandidat gewesen, dann wäre mein Abschluss mit 1,5 nur halb so schön gewesen. Hätte ich nicht die Angst gehabt vor Menschen zu sprechen, dann würde ich es heute nicht so genießen. Hätte ich damals nicht diese furchtbare Höhenangst gehabt, dann würde ich den Blick nach unten heute nicht so lieben. Hätte ich damals nicht eine große Angst vor dem Tod gehabt, dann könnte ich das Leben heute nicht so lieben. Jede Angst wurde zu einem Geschenk, als ich sie auflöste. Und genau das gilt es zu entdecken. Das Geschenk in der Angst. Früher litt ich unter der Angst, Fehler zu machen. Heute mache ich Fehler am laufenden Band. Jedes Mal liebe ich diesen Moment, eine neue Erkenntnis oder Erfahrung zu gewinnen. Je mehr Fehler ich mache und je schneller ich sie mache, desto schneller komme ich zu meiner Erkenntnis und zu meinen Ergebnissen. Ich liebe es, Fehler zu machen und nur, weil ich eine so hohe Taktzahl an Pannen habe, bin ich schneller als viele andere Menschen in der Bewältigung von Problemen. Ich habe über 70 teure Aus- und Weiterbildungen gemacht. Die Hälfte davon war völlig unnötig. Und die andere Hälfte war grandios. Aber die Hälfte, die erstmal zu nichts führte, hat mich zu der grandiosen Hälfte gebracht. Wenn man so schnell wie möglich alles ausprobiert und einfach macht, dann hat man einen Erfahrungsschatz, den einem keiner mehr nehmen kann. Wenn nicht mehrere Beziehungen gescheitert wären, dann wäre ich nicht mit meiner Frau zusammen und hätte nicht diese wundervollen Kinder.

Wenn Sie heute beginnen, so über Ihre Angst nachzudenken, dann kommen Sie ganz schnell in eine andere Energie. Sie kommen in die Dankbarkeit. Und Dankbarkeit ist eines der wertvollsten Gefühle für die körperliche und geistige Gesundheit. Suchen Sie das Positive in Ihrer Angst. Welcher Schatz verbirgt sich hinter Ihren Angstzuständen, wenn Sie diese gelöst haben? Wobei hilft Ihnen Ihre Angst?

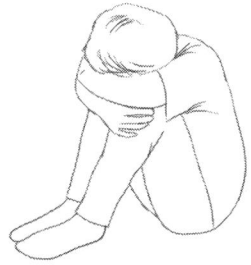

Manchmal ist es so, dass einen die Zurückhaltung oder die Angst tatsächlich vor etwas beschützt hat, wenn man z.B. Gewalt erfahren hat. Daran erinnert sich das Unterbewusstsein. Es glaubt aber auch solange weiter Angst haben zu müssen, bis es einen neuen Befehl bekommt. Bekommt es diesen Befehl nicht, dann produziert es weiter innere Bilder, die einen in die Enge treiben. Man muss sich in so einem Fall fragen, wovor einen die Angst beschützt hat und ob man diesen Schutz wirklich noch braucht.

Etwas vorsichtig sollten Sie jedoch bei einer Sache sein. Ich spreche es hier direkt und offen an, da es eine wichtige Frage ist, wie schnell jemand seine Ängste in den Griff bekommt. In der Medizin gibt es den Begriff des „sekundären Krankheitsgewinns". Vielleicht haben Sie diesen schon mal gehört. Dabei geht man davon aus, dass man sich mit seiner Krankheit arrangiert, um einen anderen positiven Nutzen daraus zu ziehen. Wenn z.B. jemand krank ist, dann bekommt er vielleicht mehr Aufmerksamkeit von seinem Umfeld. Wenn diese Person nun unbewusst mehr Aufmerksamkeit haben möchte, dann kann es sein, dass Krankheiten aufrechterhalten werden. Und dieses Phänomen kann man bei Kindern oft beobachten. Wenn ihnen die Liebe oder die Aufmerksamkeit der Eltern fehlt, dann setzen sie sich so richtig in Szene. Positiv oder negativ. Funktioniert das aber nicht, kann es sein, dass sie krank werden. Je mehr man sich in diesem Muster verstrickt, desto häufiger passiert das. Das Gleiche gilt bei der Angst. Wenn jemand unbewusst spürt, dass die Angst auch Vorteile haben kann, gibt es für das Unterbewusstsein manchmal keinen Grund die Angst gehen zu lassen. Das kann viele Ursachen haben. Mehr Aufmerksamkeit, mehr Liebe, mehr Rücksicht, die man bekommt. Man wird entlastet. Es sind oft höhere Ziele, die einem wichtiger sind, als angstfrei zu sein. Manche schieben ihre Angst vor, um gewisse Dinge nicht tun zu müssen. In der Regel macht das niemand absichtlich. Die meisten merken es nicht mal, dass sie so funktionieren. Hier können Sie mit den richtigen Fragen Bewusstsein schaffen und einen Sekundärgewinn ausschließen.

Reflexionsfragen:

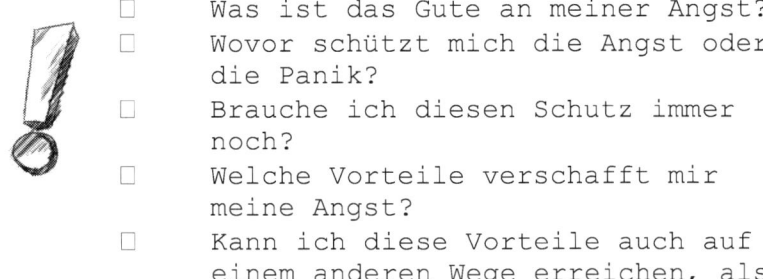

☐ Was ist das Gute an meiner Angst?
☐ Wovor schützt mich die Angst oder die Panik?
☐ Brauche ich diesen Schutz immer noch?
☐ Welche Vorteile verschafft mir meine Angst?
☐ Kann ich diese Vorteile auch auf einem anderen Wege erreichen, als weiter Angst haben zu müssen?

2.8 Der rote Faden von Ängsten und Phobien

„Wer viele Ängste kennt, erlangt die Weisheit des roten Fadens. "
Robert D. Hülsmeyer

Die Welt hat hunderte Ängste definiert. Doch lässt sich fast jeder Angstzustand zu dem gleichen Ursprung zurückführen. Angst ist eine Gewohnheit, die man in Bezug auf sein Besitz- und Identitätsverhalten aufgebaut hat. Das wissen Sie bereits. In folgendem Kapitel möchte ich mit Ihnen kurz ein paar Angstformen betrachten, damit Sie den roten Faden noch besser erkennen und verinnerlichen können. Mir geht es dabei nicht darum, in die tiefste Wissenschaft der einzelnen Ängste vorzudringen, sondern Ihnen aufzuzeigen, dass der Ursprung immer der Gleiche ist.

Über jede Angst könnte man tatsächlich ein eigenes Buch schreiben. Nur helfen würde es niemandem. Mein Anliegen ist es, dass es Ihnen hilft und nicht, dass Sie unwichtige Informationen erhalten.

Auch wenn Sie einige der genannten Ängste nicht betreffen, sollten Sie trotzdem alle Angstthemen einmal durchgehen. Selbst dann, wenn Ihre spezifischen Ängste gar nicht aufgeführt sind. Sie können dennoch die folgenden Informationen auf Ihre Themen übertragen.

Das wird Ihnen helfen, ein besseres Verständnis für den roten Faden zu entwickeln.

Damit keine Verwirrung zu den Begrifflichkeiten entsteht, gehe ich noch kurz auf den Unterschied zwischen einer Angst und einer Phobie ein, auch wenn es für unsere gemeinsame Arbeit gar nicht relevant ist. Ängste können auftreten, ohne dass die betroffene Person genau weiß, wo diese herkommen. Von einer Phobie spricht man, wenn die Person weiß, dass ihre Angst eigentlich unbegründet ist. Sie kennt meist genau die Situationen, in denen die Angst auftritt. Aber nun wollen wir wie angekündigt die verschiedenen Themen der Angst kurz beleuchten.

1. Angst vor Kontrollverlust

„Die ständige Angst davor die Kontrolle zu verlieren, kommt einer ständigen Entmachtung gleich."
Robert D. Hülsmeyer

A ngst davor zu haben, die Kontrolle zu verlieren, kann sehr mächtig sein. Warum? Kontrolle im Leben hat immer etwas mit Macht zu tun. Wenn wir jedoch Angst davor haben, dass wir an Macht und Einfluss verlieren könnten, dann wird die Angst umso mächtiger. Ich war früher jemand, der niemandem vertraute. Das führte dazu, dass ich alles selbst machen wollte. Auf der Arbeit, zuhause und im Freundeskreis. Dazu kamen sämtliche Termine und meine damalige Art, jedem helfen zu wollen. Ich packte mir so viel auf die Agenda, dass ich kaum mehr atmen konnte. Meine engsten Freunde und Kollegen sagten mir des Öfteren, dass ich mal was abgeben müsse. Doch das wollte ich nicht. Ich hatte das Gefühl, dass es dann nicht gut wird. Außerdem fühlte ich mich bei dem Gedanken schwächer und wertloser. Mein Selbstvertrauen beruhte auf der Säule der Kontrolle. Deswegen war ich so ein verbissener Kontrollfreak. Doch schleichend stellte sich immer mehr Druck ein und das Gefühl, dass ich nicht alles schaffen kann. Manchmal hatte ich den Eindruck verrückt zu werden oder den Verstand zu verlieren. Ich war teilweise völlig überfordert. Durch diese Überforderung stellte sich die Angst ein, dass ich die Kontrolle über meine To-do-Listen verlieren könnte. Gleichzeitig sah ich jedoch hundert andere Dinge, die ich auch noch machen könnte.

Ein Teufelskreis. Ich stellte einen zu hohen Anspruch an mich selbst. Damit baute ich mir eine Illusion auf.

Vielleicht erinnern Sie sich noch an die Ursachen einer jeden Angst. Ich wollte Macht und Kontrolle besitzen, genauso wie die Identität eines Alleskönners, die ich mir aufbaute. Ein sehr schmaler Steg, auf dem ich jeden Tag balancierte. Erst, als mir bewusst wurde, was ich mir für ein Gedankenkarussell aufbaute, konnte ich mehr Ruhe und Gelassenheit entwickeln. Ich begann die Angst vor Kontrollverlust einfach zuzulassen. Und auf einmal entspannte sich alles. Denn es war gar nicht schlimm, nicht alles gleichzeitig zu schaffen. Und so begann ich mehr Fokus zu entwickeln, mehr Pausen einzubauen und auf mein Gefühl zu achten.

2. Existenzangst

„Existenzängste kommen häufig
der Angst vor dem Tode gleich."
Robert D. Hülsmeyer

Es war im Frühjahr 2003. Ich saß in meiner 30 Quadratmeter großen Einzimmerwohnung auf der Couch. Auf meinem Tisch lagen zahlreiche ungeöffnete Briefe. Dieses Gefühl war abartig. Ich war pleite und hatte nicht mal Geld, um mir etwas zu essen zu kaufen. Doch der Briefträger brachte weiterhin fleißig Zahlungsaufforderungen vorbei. Der Stapel ungeöffneter Briefe wurde immer größer. Ich weiß nicht, ob Sie das nachempfinden können, wie es sich anfühlt, einen Brief zu öffnen und jedes Mal zu spüren, wie der Herzschlag schneller wird und die Nebennieren Cortisol ausschütten. Ich konnte es nicht ertragen. Deswegen blieben die meisten Briefe verschlossen. Diese Aussichtslosigkeit machte mich müde.

Tatsächlich geht es vielen Menschen so oder ähnlich. Manchmal sind es andere Umstände, aber das Gefühl ist gleich. Sie haben Angst, die Grundlage ihrer Existenz zu verlieren. Manchmal befürchtet man seinen Job, sein Haus oder sein Geld zu verlieren. Für viele Menschen ist gerade die Arbeit der Sinn des Lebens und wenn dieser in Gefahr ist, dann fühlt es sich an, als hätte man Angst zu sterben.

Die Gedanken drehen sich nur darum, dass man alles verlieren könnte. Zudem sinkt die soziale Anerkennung im Umfeld. Man fühlt sich hilflos und dem Schicksal ausgeliefert.

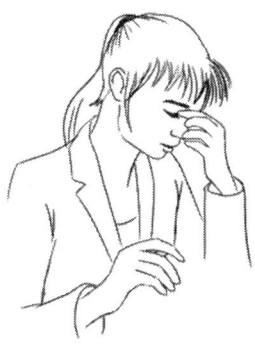

In Wirklichkeit geht es auch hier wieder nur um eine Gewohnheit, die man in Bezug auf sein Besitz- und Identitätsverhalten aufgebaut hat. Es ist nur ein Gedankenkonstrukt. Man möchte einen gewissen Lebensstandard besitzen und hat eine Identität aufgebaut, in der man diesen Standard nicht verlieren darf. In Drucksituationen kann das zu einer starken Angst führen. Natürlich ist es möglich, dass man wirklich in der Klemme steckt und massive finanzielle Probleme hat. Doch weshalb bestraft man sich zusätzlich mit dem Gefühl der Angst? Vor allem warum bestraft man sich, wenn man noch alle Zügel in der Hand hat, um Lösungen zu finden? Das macht keinen Sinn. Daher ist es wichtig, diesen Schleier zu durchschauen.

3. Verlustangst

„Der Wunsch nach Besitz kann die Angst vor Verlust auslösen."
Robert D. Hülsmeyer

W er schon mal einen geliebten Menschen verloren hat, weiß wie schmerzvoll sich das anfühlt. Als meine Mutter damals starb, obwohl ich noch ein Kind war, konnte ich dem Leben nicht mehr vertrauen. Mir war klar, dass in jeder Sekunde alles vorbei sein könnte. Für jeden Menschen, den ich liebe, aber auch für mich. Ständig hatte ich wilde Gedanken und malte mir aus, wie ich mich fühlen würde, wenn Menschen aus meinem geliebten Umfeld sterben würden. Das waren schreckliche Gefühle. Manchmal habe ich deswegen geweint.

Diese Verlustangst hat sich später auf meine Beziehungen ausgewirkt. Auch wenn es gedanklich nicht direkt um den Tod ging, so hatte ich immer das Gefühl verlassen zu werden. Ich malte mir aus, was passieren würde, wenn man mich nicht mehr liebt. Sowas kann eine Beziehung extrem belasten. Und das tat es auch. Immer wieder. Die Angst, meine Partnerin könnte mich verlassen, war so präsent, dass sich sämtliche Gedanken und Handlungen automatisierten.

Auch hier geht es um den verrückten Wunsch, andere Menschen besitzen zu wollen. Man hat die geliebten Menschen zu seiner Identität hinzugefügt und würde sich ohne sie nicht mehr vollständig fühlen. Natürlich möchte man einen geliebten Menschen nicht verlieren, dennoch braucht es dafür kein Besitz- oder Identitätsmuster im Unterbewusstsein. Es reicht, wenn man jeden Moment mit seinen Lieben genießt, wertschätzt und dafür dankbar ist.

4. Angst vor Ablehnung

„Am sichersten ist es, man selbst zu sein."
Robert D. Hülsmeyer

M enschen leben seit Jahrtausenden in Gruppen zusammen. Sie stärken und schützen sich gegenseitig, um das Überleben des Einzelnen sicherzustellen. Ein Ausschluss aus der Gruppe hatte früher enorme Folgen. Denn alleine konnte man sich nicht ernähren. Die Angst, ausgeschlossen oder abgelehnt zu werden, ist daher tief im

Menschen verankert. Viele ziehen sogar ihren kompletten Lebensinhalt daraus, von anderen anerkannt und gemocht zu werden. Daraus ziehen sie ihren Selbstwert und das Gefühl von Sicherheit. Wenn die Anerkennung jedoch bedroht ist,z.B. weil uns jemand massiv ablehnt, dann entwickeln wir nicht selten eine Angst davor, dass wir nicht überleben könnten. Wir beginnen uns zu rechtfertigen, suchen Schutz bei anderen oder werden zutiefst unglücklich. Hinter der Angst vor Ablehnung befindet sich oftmals die Angst vor dem Alleinsein. Im Umkehrschluss steckt der Wunsch dahinter, Menschen, die einen anerkennen, zu besitzen. All das ist natürlich in vielen Fällen wieder eine Illusion.

Die Auswirkungen und der Grad sind je nach Bewusstseinszustand und Lebensphase unterschiedlich. Ich selbst entwickelte damals z.B. ein unheimliches Harmoniebedürfnis und wollte es jedem Menschen recht machen. Das sorgt aber dafür, dass man sich immer mehr von sich selbst entfernt. Bei anderen Menschen kann eine andere Meinung für Ablehnungsgefühle sorgen, z.B. auch wenn jemand einen Termin absagt. Das ist ganz individuell. Angst vor Ablehnung erkennt man häufig an einem starken Harmoniebedürfnis oder wenn jemand versucht, Konfrontationen ständig auszuweichen.

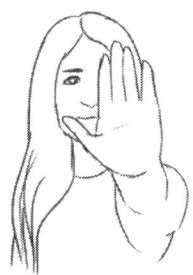

Obwohl wir wissen, dass unser Überleben trotz dieser Situationen gesichert ist, kann es sein, dass man diese unangenehmen Gefühle nicht so einfach abstellen kann. Zu einem Problem wird es, wenn wir uns im Leben damit einschränken. Aus Angst vor Ablehnung habe ich mich z.B. erst fünf Jahre später selbständig gemacht, als ich es eigentlich wollte. Durch die Angst vor Ablehnung war ich die ersten Jahre meiner Selbständigkeit zudem sehr unsicher. Als ich dann mehr und mehr die Illusion hinter meiner Angst erkannte und wusste, wer ich wirklich bin, konnte ich dieses Thema für mich auflösen. Seitdem lebe ich mit der Einstellung, dass es am sichersten ist, ich selbst zu sein. Auch Sie können sich mit den Techniken im letzten Teil des Buches Ihren Ängsten stellen.

5. Angst zu versagen

„Es sind nicht die Erfolge, die jemanden zu einem erfahrenen Menschen machen. Es sind die Fehler, die zu den Erfolgen geführt haben.“

Robert D. Hülsmeyer

D ie Angst zu versagen war eine meiner größten Hürden im Leben. Doch was ist so schlimm daran, zu versagen oder Fehler zu machen? Natürlich gibt es Fehler, die man nur schwer korrigieren kann, doch die meisten sind es nicht mal wert darüber nachzudenken.

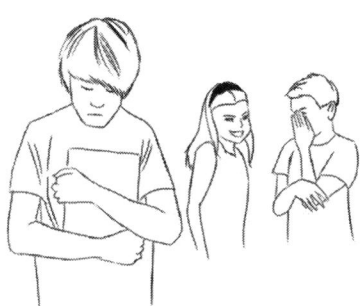

Michael Jordan, eine der größten Legenden im Basketball, hat in einem Interview einmal gesagt: *„Ich habe in meiner Karriere mehr als 9000 Würfe verfehlt und fast 300 Spiele verloren. 26 Mal wurde mir der spielentscheidende Wurf anvertraut und ich habe nicht getroffen. Immer wieder habe ich versagt in meinem Leben. Deswegen bin ich so erfolgreich.“* Die Fehler, die wir auf unserem Weg machen, bewegen uns erst zu dem Menschen, der wir sind. Sie sind die Quelle unserer Weisheit. Wenn ich überlege, wie ich groß geworden bin, muss ich eingestehen, dass die wenigsten Menschen so denken. Es entsteht die Angst zu versagen, weil wir gelernt haben, dass Fehler etwas Schlechtes sind. Oftmals erleben Betroffene in den entscheidenden Situationen Nervosität, Anspannung, Herzrasen, Schlafstörungen oder Fluchtgedanken. Die Selbstkontrolle schwindet und man ist der Panik vollkommen ausgeliefert. Andere hingegen verfallen in einen übertriebenen Aktionismus, um der Welt zu beweisen, dass sie gut sind. Sie überfordern sich.

Die Auslöser können vielfältig sein. Doch in der Regel liegt die Ursache darin, dass man einen gewissen Status besitzen möchte. Eine unfehlbare Identität, um nicht an Anerkennung zu verlieren. Denn diese Anerkennung wird als emotionaler Nährstoff interpretiert. So befindet man sich schnell in einem Teufelskreis des Perfektionismus. Das kann dazu führen, dass man viele Themen vor sich herschiebt oder Chancen gar nicht annimmt, aus Angst, man könnte darin nicht perfekt sein.

Auch hier gilt es den Schleier zu lüften, zu enttarnen und vielleicht sogar Fehler lieben zu lernen.

6. Bindungsangst

E ine sehr komplexe Angst ist die Bindungsangst. Um diese zu entdecken, benötigt es ein tiefes Bewusstsein. Daher gibt es auch kaum Statistiken dazu, weil sie oftmals unentdeckt bleibt. Bei der Bindungsangst sehen Menschen eine Bedrohung darin, sich auf eine tiefergehende Beziehung einzulassen oder fühlen sich zunehmend unwohler, je tiefer eine Beziehung wird. Oftmals wird eine solche Angst nur nebenbei in einer Therapie oder in einem Coaching entdeckt. Meist geht es vordergründig um ein anderes Thema. Die Betroffenen sind sich dessen nur selten bewusst oder wollen es nicht wahrhaben.

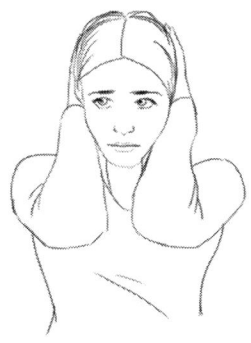

In der Wurzel dieser Angst geht es häufig um die Unfähigkeit, Vertrauen aufzubauen. Häufig wurde der Grundstein dafür schon in der Kindheit gelegt. Wenn die wichtigsten Bezugspersonen z.B. kühl waren oder ständig etwas versprachen, was sie nicht eingehalten haben, dann kann ein Kind daraus ein entsprechendes Verhaltensmuster entwickeln. Dieses kann später zu einer Bindungsangst führen.

Auch wenn man sich in seinem Leben die Liebe anderer immer mühevoll erarbeiten musste, kann das Gefühl entstehen, für eine Beziehung seine hart erarbeitete Unabhängigkeit aufgeben zu müssen. Um sich selbst zu schützen, wird das Nähebedürfnis so weit unterdrückt, dass man die volle Kontrolle behält. Manche reagieren bei zu viel Nähe mit Rückzug, verweigern körperliche Zuneigung, zetteln einen Streit an oder trennen sich aus heiterem Himmel. Auch wenn sie Single sind und jemand kennenlernen, dann kann in ihnen das Gefühl aufkommen, noch nicht bereit für eine neue Beziehung zu sein oder sie reden sich ein, dem Traumpartner bisher nicht begegnet zu sein.

Bindungsangst kann häufig zu perfektionistischen Beziehungsvorstellungen führen oder zu der Angst verlassen zu werden, weil man es aus früheren Partnerschaften so kennt. Dann bewegt man sich permanent in einem solchen Drama.

Um das Problem der Bindungsangst zu lösen, braucht es sehr viel Bewusstsein und Achtsamkeit. Vor allem um zu erkennen, welcher Besitzwunsch und Identitätsgedanke dahintersteckt. Nur wenn man bereit ist, diese Gedanken aufzugeben, loszulassen und sich fallen zu lassen, findet man einen Weg heraus aus diesem Dilemma.

7. Raumangst

„Je größer der geistige Raum in einem selbst ist, desto größer wird auch der wahrgenommene Raum im Außen. Auch, wenn es mal eng wird."
Robert D. Hülsmeyer

Die Raumangst, auch unter dem Namen Klaustrophobie bekannt, ist eine spezifische Angststörung. Menschen, die davon betroffen sind, haben das Gefühl eingesperrt zu sein. Enge oder abgeschlossene Räume wirken so unangenehm, dass sie Atemnot oder eine Panikattacke bekommen. Auch wenn viele nicht betroffene Menschen sich das nicht vorstellen können, so sollte man wissen, dass schätzungsweise sieben bis acht Prozent der Bevölkerung unter dieser Raumangst leiden.

Das kann bereits im Fahrstuhl, in Kaufhäusern, bei größeren Menschenansammlungen oder allgemein in engen Räumen auftreten.

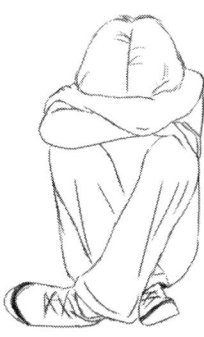

Michael, einer meiner früheren Klienten, hatte genau diese Raumangst. Er war ein gestandener Mann, über 1,90 Meter groß, durchtrainiert und gleichzeitig erfolgreicher Unternehmer. Seit einiger Zeit plagten ihn starke Rückenschmerzen, sodass er ständig im Auto, im Büro oder bei anderen sitzenden Tätigkeiten einen stechenden Schmerz verspürte. Er war schon bei diversen Heilpraktikern, Osteopathen und Ärzten. Doch niemand konnte lokalisieren, wo dieser Schmerz herkam. Sein aktuell behandelnder Arzt wollte eine Magnetresonanztomographie (MRT) durchführen lassen, um ein genaueres Bild von seiner Problematik zu bekommen. Wenn man so eine Magnetresonanztomographie schon einmal selbst erlebt hat, dann weiß man, dass man in eine Art Röhre hineingefahren wird, um entsprechende Bilder von den inneren Organen und Knochen aufnehmen zu können. Michael hatte jedoch schon drei Versuche unternommen, um 15 Minuten ruhig in dieser Röhre zu liegen. Jedes Mal kam sofort die Raumangst zum Vorschein und hielt die freundlichen Mitarbeiterinnen davon ab, brauchbare Aufnahmen zu erstellen. Michael wandte sich an mich mit der Bitte um Hilfe, diese Angst in den Griff zu bekommen. Denn seine Schmerzen im Rücken wurden von Tag zu Tag mehr. Er war sich aber auch sicher, dass ein weiterer MRT-Versuch ohne professionelle Hilfe seine Angst noch stärker manifestieren würde. Da Michael wie die meisten meiner Klienten sehr weit von mir weg wohnte, entschlossen wir uns, per Videotelefonie zusammenzuarbeiten. Für eine Raumangst veranschlagte ich zwei bis maximal drei Sitzungen. Bei Michael konnten wir bereits nach einer Sitzung das gewünschte Ergebnis erzielen. Das lag unter anderem daran, dass er sehr offen für die Techniken war, die ich mit ihm einstudierte. Wir führten zunächst eine tiefe Entspannungsübung durch, damit sich sämtliche Verspannungen und Verkrampfungen im Körper lösen konnten. Dann unternahmen wir eine kleine Gedankenreise. Ich bat ihn sich vorzustellen, wie er auf diesem Magnetresonanztomographiegerät liegt: Das Gerät startet, die Liege fährt in die Röhre und die Raumangst breitet sich aus. Nun bat ich ihn, seinen Fokus komplett nach innen zu richten und das, was außen passiert, einmal vollkommen abzuschotten. Er stellte sich vor, auf einer großen weiten Wiese zu stehen und um ihn herum nichts weiter als Rasen, Himmel und vereinzelte Bäume zu sehen. Bereits nach wenigen Sekunden spürte Michael, dass sein Gefühl von Enge sich reduzierte. Er fokussierte sich nur auf diesen großen weiten Raum, den er gedanklich in sich selbst kreiert hatte. Dadurch gelang es ihm, die Situation sogar zu genießen. Dann bat ich ihn, diese Gedankenübung vor seinem nächsten Termin ein paarmal zu wiederholen. Das gab ihm die Möglichkeit, noch sicherer in seiner Vorstellung zu werden. Eine Woche später hatte er dann seinen vierten MRT-Termin. Michael rief mich danach an und war unsagbar stolz. Denn er hatte überhaupt keine Angst. Er erklärte mir, dass er es sogar genossen und als entspannend empfunden habe. Es war für ihn wie 20 Minuten auf einer Wiese zu liegen und einfach herunterzufahren, abzuschalten und sich zu entspannen.

Das menschliche Gehirn funktioniert so primitiv und so einfach, dass wir manchmal auf die simpelsten Lösungen nicht kommen. Solche Ergebnisse wie bei Michael erlebe ich tagtäglich. Hier gilt das Gesetz: Wie im Innern, so auch im Außen.

8. Höhenangst

„ Wer die Angst vor der Höhe überwindet, steht wieder mit beiden
Beinen fest auf dem Boden. "
Robert D. Hülsmeyer

D ie Höhenangst oder auch Akrophobie genannt ist eine
Angststörung, die durch den Aufenthalt in größeren oder
kleineren Höhen ausgelöst werden kann. Ich selbst habe viele Jahre
unter dieser Angst vor Höhe gelitten. Sobald wir auf einen Turm oder
einen hohen Berg kletterten oder auf einer Brücke standen und ich
hinuntergesehen habe, wurde mir sofort schwindlig.

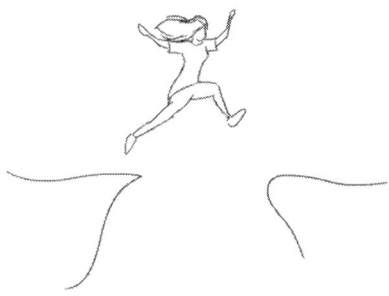

Ich erinnere mich an eine Situation mit meiner Familie im
Sauerland. Wir unternahmen dort einen längeren Waldspaziergang und
gelangten auf einen großen Platz, auf dem ein circa 30 Meter hoher
Aussichtsturm stand. Wenn man dort hinaufklettert, kann man von
oben über den ganzen Wald schauen. Eine Stahltreppe mit Schlitzen
führte nach oben. Mein Problem in dieser Situation war allerdings, dass
ich es nur zehn oder zwölf Meter hinauf schaffte und mir sofort
schwindlig wurde. In dieser Situation blieb mir nichts anderes übrig,
als mich zunächst hinzusetzen und nach einer Weile wieder
hinunterzugehen. Um meine Angst vor der Höhe zu besiegen, überlegte
ich mir dann, in einem Kletterpark zu üben. In diesem Kletterpark gab
es Höhen von fünf, neun und zwölf Metern. Der Unterschied zu dem
Turm war allerdings, dass man nur sehr selten den Boden unter den
Füßen spürte und jederzeit hätte zur Seite kippen können. Zunächst
schaffte ich es erstmal nur auf die fünf Meter. Dort war es mir aber
möglich, mich nach einiger Zeit an diese Höhe zu gewöhnen. Das
machte ich folgendermaßen: Ich schaute bewusst nach unten und

fixierte dann wieder einen Punkt direkt vor mir. Während ich diesen Punkt vor mir fokussierte, nahmen die Symptome merklich ab. Während ich nach unten schaute, wurden meine Beschwerden wieder stärker. Und das habe ich über diesen Parcours sehr häufig wiederholt. Immer im Wechsel. So konnte sich mein Gehirn an diese Höhe gewöhnen. In der nächsten und übernächsten Runde machte mir die Höhe überhaupt nichts mehr aus.

Ein ähnliches Erlebnis hatte ich im Europa-Park mit meiner Tochter. Sie wollte gern in das Riesenrad. Damit hatte sie bei ihrem Papa einen Nerv getroffen. Mein erster Impuls war „Nein" zu sagen. Doch natürlich wollte ich mir auch nicht die Blöße geben, meiner Tochter zu sagen, dass ich Angst davor hatte, mit ihr Riesenrad zu fahren. Und so stiegen wir ein. Nun kannte ich schon die Technik, mit der ich durch den Kletterpark gekommen war und konnte somit auf die Probe stellen, ob diese auch im Riesenrad funktionierte. Und wer schon mal im Riesenrad gewesen ist, weiß, dass in der Mitte des Waggons oft so eine Führungsstange ist. Und genau das war mein Fixierpunkt. Ich schaute immer im Wechsel aus dem Waggon nach unten, um mich langsam an die steigende Höhe zu gewöhnen. Dann fixierte ich wieder die Stange, bis meine Symptome nachließen. Auch hier war der Effekt so, dass ich mich nach wenigen Minuten bereits wunderbar an die Höhe gewöhnt hatte und keinerlei Höhenbeschwerden mehr auftraten. Es war ein Moment der Entspannung und der Freude darüber, dass ich wieder einen Schritt weitergegangen war. Bei der Höhenangst möchte man den Boden unter den Füßen besitzen. Hat man das Gefühl, dass dieser fehlt oder einem weggenommen werden könnte, dann kann die Angst vor Höhe entstehen. Es gilt also die Gewohnheit zu verändern und die Kontrolle langsam loszulassen.

9. Die Angst vor anderen Menschen zu reden

„Ein Rhetorikkurs kann die Erfahrung, vor anderen Menschen zu reden, niemals ersetzen."
Robert D. Hülsmeyer

S tatistisch gesehen ist die Angst vor anderen Menschen zu reden die häufigste Angst im deutschsprachigen Raum. Manche Menschen würden scheinbar lieber sterben, als sich auf eine Bühne zu stellen und einen Vortrag zu halten.

Obwohl ich immer schon einen kleinen Rebellen in mir hatte, war ich Zeit meines Lebens ein sehr introvertierter Mensch. Dennoch bewunderte ich diejenigen, die sich vor hunderten Menschen auf eine Bühne stellten und ein Feuerwerk von Vortrag abließen. Wenn es darum ging, dass ich mich vor andere Menschen stellen sollte, dann sank meine Energie völlig in den Keller. Im Jahr 2002 besuchte ich neben meiner Berufsausbildung eine Abendschule, um einen höheren Schulabschluss zu erreichen. Im Fach Sozialwirtschaft sollte ich ein Referat über Sozialhilfe halten. Bei der Vorbereitung hatte ich mir richtig Mühe gegeben und war sicher, dass ich einen brillanten Vortrag halten würde. Doch kurz vorher bekam ich Angst. Der Hals wurde eng. Meine Stimme zitterte und mein Herz pumpte wie wild. Ich saß in der letzten Reihe, während die anderen ihre Referate hielten. Ich hatte das Gefühl umfallen zu müssen. Dann war es soweit. Der Lehrer rief meinen Namen. Ich stand auf und ging nach vorn. Mit letzter Kraft leierte ich meine Folien herunter. Mit zitternder und bebender Stimme fühlte ich mich wie ein Versager. Ich war nicht in der Lage, auch nur einen klaren Gedanken auszusprechen. Irgendwie kämpfte ich mich durch und erhielt für mein Referat eine 2 minus. Der Lehrer bewertete meine Inhalte als super vorbereitet mit einer 1 mit Sternchen. Doch an meinem Vortragsstil müsse ich arbeiten, der läge zwischen 4 und 5. Ich war schweißgebadet.

In den Folgejahren vermied ich derartige Situationen, wann immer es möglich war. Ich hatte eine so panische Angst vor Publikum, dass ich solch eine Situation nie wieder erleben wollte. Es fühlte sich so an, als könne ich jeden Gedanken und jedes Gefühl der Zuhörer wahrnehmen. Wie sollte ich mich da auf meinen Vortrag konzentrieren?

Keine Chance. Diese Angst trug ich dann noch zehn weitere Jahre mit mir herum. Beruflich war es jedoch in der Zwischenzeit immer wieder erforderlich, vor Gruppen zu sprechen. Das tat ich dann im Schweiße meines Angesichts und versuchte dabei stets, die Angst möglichst zu unterdrücken.

Irgendwann war ich es so leid, dass ich mir einen Rhetoriktrainer buchte. Stolze 8.000 € kostete mich das. Ich wurde tatsächlich etwas besser in meinen sprachlichen Fähigkeiten. Doch die Angst war immer noch da. Da ich dieses Zittern in der Stimme hatte, buchte ich mir einen Stimmtrainer für weitere 3.000 €. Meine Stimme wurde deutlicher und markanter. Ich lernte auch das Zittern zu unterdrücken. Doch die Angst war immer noch da. Ich buchte weitere Rhetorikseminare und Trainerausbildungen für nochmals 22.000 €. Danach noch ein paar Coachings bei sehr namenhaften Beratern für weitere 5.000 €. Das alles hatte etwas gebracht. Doch meine Angst war immer noch da. Ich musste also selbst ans Werk. Wenn mir niemand helfen kann, dann muss ich entweder aufgeben oder mir selbst helfen. So habe ich meine Situation analysiert und stellte fest, dass es die Angst vor Ablehnung war und die Angst davor, nicht gut genug zu sein. Als ich dann die Source Code Therapy entwickelte, fiel mir ein Stein vom Herzen. Mit dieser Methode gelang es mir, die verstrickten Muster hinter meiner Angst aufzulösen und die Illusionen in den Wind zu schicken. Mir fiel es mit einem Mal sehr leicht, vor Menschen zu sprechen. Ich musste sogar aufpassen, irgendwann das Ende zu finden. Eine Variante der Source Code Therapy erkläre ich noch später im Buch ganz genau.

Meine Erfahrung war, dass man durchaus mit einigen rhetorischen Fähigkeiten und Stimmtechniken die Angst etwas reduzieren kann. Je fortgeschrittener jedoch die Panik ist, desto mehr würde ich ein Coaching auf emotionaler Basis empfehlen.

Die Angst vor anderen Menschen zu reden wird oft von dem Wunsch getragen, die Anerkennung von anderen Menschen aufrechtzuerhalten. Redet man nicht vor Gruppen, können diese einen auch nicht ablehnen. So primitiv will einen das Unterbewusstsein davor schützen.

10. Angst vor Spinnen

„Wer lernt, die Angst vor Spinnen auszuhalten, verliert sie schneller, als sie gekommen ist."
Robert D. Hülsmeyer

Die weltweit am meisten verbreitete Phobie ist die Arachnophobie. Die Angst vor Spinnen. Betroffene haben nicht nur ein bisschen Ekel vor Spinnen. Sie geraten regelrecht in Panik, wenn sie eine Spinne sehen.

Es gibt verschiedene Theorien, woher diese Angst kommt. Ich bin mir ziemlich sicher, dass es eine Abwandlung der Angst vor Kontrollverlust ist. Natürlich können Kinder dieses ängstliche Verhalten vor Spinnen auch von ihren Eltern lernen, wenn die ihnen regelmäßig mitteilen, dass diese Tierchen eklig sind. Ein Kind kreiert gedanklich daraus ein Monster und baut eine Angst auf. Alles möglich. Doch ist dieses Verhalten dennoch sehr identisch mit der Angst vor Kontrollverlust und wurde meiner Erfahrung nach nur auf die Spinne projiziert. Die Spinne kann natürlich unberechenbar sein. Sie spinnt ihr Netz, krabbelt mit ihren kleinen Beinchen umher. Wer schon mal eine Spinne auf dem Arm hatte, der weiß, wie sich das anfühlt. Wenn man das als bedrohlich interpretiert, kann man vor diesen kleinen Tierchen auch eine panische Angst entwickeln. Viele gehen deshalb nicht mehr in den Keller oder auf den Balkon.

Tatsächlich macht es wenig Sinn, sein Leben wegen Spinnen einzuschränken, zumal diese kleinen Tierchen in unserer Region einem gar nichts tun können. Aber auch hier geht es im Kern darum, dass die Phobiker Macht und Kontrolle über die Räumlichkeiten haben wollen. Frühe Kindheitserinnerungen oder andere Erlebnisse werden dann im Unterbewusstsein vernetzt und schon entsteht die Arachnophobie.

Betroffene müssen lernen, die Angst auszuhalten, bis sie die Erfahrung machen, dass nichts passiert. Das geschieht in der Regel in wenigen Minuten, wenn man sich darauf einlässt.

11. Soziale Phobie

„Eine der größten Strafen im Leben ist es, nicht mit anderen
Menschen sein zu können. "
Robert D. Hülsmeyer

Stefanie war eine 27 Jahre junge Frau. Sie litt unter einer sozialen Phobie. Ihr Freund kontaktierte mich in ihrem Auftrag, da sie sich selbst zu sehr geschämt hatte. Dennoch gelang es uns, nach ein paar E-Mails miteinander zu telefonieren. Stefanie erzählte mir, dass sie kaum noch aus dem Haus ging, weil sie immer das Gefühl hatte beobachtet zu werden. Wenn sie mit ihrem Freund in einem Café saß, dann spürte sie, dass sie von anderen Gästen beobachtet wurde. Je mehr sie vor die Tür ging, desto schwächer wurde ihr Selbstwertgefühl. Die Beziehung zu ihrem Freund litt extrem darunter. Sie standen kurz vor der Trennung. Das machte die Sache nicht einfacher, da dadurch ein extremer Druck auf ihr lastete. Stefanie und ich einigten uns darauf, dass wir das Coaching zunächst über das Telefon durchführen. Bei unserem ersten Termin fand ich heraus, dass sie aus einem sehr strengen Elternhaus stammte. Ihre Eltern hatten sie sehr engmaschig kontrolliert. Sie wollten alles wissen. Wenn sie mal nachdenklich wirkte, musste sie sofort darüber sprechen. Dieses Verhalten hatte Stefanie sehr früh übernommen. Sie wollte immer wissen, was andere gerade denken. Das führte dazu, dass andere sehr schnell genervt von ihr waren und sich abgrenzten. Diese Ablehnung verknüpfte sich dann unglücklich mit dem Gefühl, die Gedanken anderer kontrollieren zu wollen. Das überforderte sie, weil es ihr nicht gelang. So war ihre Sozialphobie entstanden. Wir arbeiteten in zwei weiteren Terminen daran, die komplette Verstrickung aufzulösen. Nach unserer Zusammenarbeit war Stefanie wieder eine fröhliche junge Frau. Sie ging wieder raus, suchte sich einen neuen Job, der sie erfüllte und die Beziehung zu ihrem Freund wurde stabiler als je zuvor.

Für den Menschen haben soziale Kontakte grundsätzlich eine wichtige Bedeutung. Bei einer sozialen Phobie verspüren Betroffene die Angst, im Mittelpunkt zu stehen. Sie fürchten, dass sie merkwürdig, peinlich oder lächerlich wirken und dafür ausgelacht oder verspottet werden könnten. Das kann so weit gehen, dass sie sich komplett von der Außenwelt abschotten und nicht einmal den Telefonhörer in die Hand nehmen können, um sich beispielsweise einen Friseurtermin zu beschaffen. Diese Menschen leiden oft extrem.

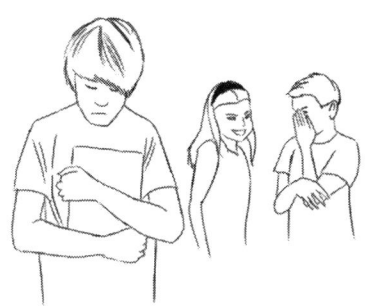

Eigentlich dürfte es uns egal sein, was andere denken. Doch für einen Sozialphobiker sieht das anders aus. Er fängt an zu zittern, bekommt Beklemmungen und will nur noch in Sicherheit. Oftmals gehen weitere Symptome mit der sozialen Phobie einher. Ein schwaches Selbstwertgefühl, Angst vor Ablehnung oder auch Rötungen im Gesicht können auftreten. Ein starkes Peinlichkeitsgefühl sorgt dafür, dass man sich in seinen eigenen vier Wänden einschließt, während andere fröhlich auf irgendwelchen Partys sind. Gerade bei Kindern und Jugendlichen kann das dazu führen, dass sie nicht mehr in die Schule gehen wollen. Im Erwachsenenalter traut man sich nicht zur Arbeit, hat Angst gemobbt oder ausgelacht zu werden.

Genau wie bei Stefanie kann man diesen Kreislauf stoppen. Es erfordert von den Betroffenen etwas Mut. Mit einer sozialen Phobie ist es nicht selbstverständlich, sich von anderen Menschen Hilfe zu holen. Das ist oft die größte Hürde, die es zu nehmen gilt.

12. Die Angst vor der Angst

„Die Angst vor der Angst beruht auf der Erwartung, dass eine Angst auftreten könnte."
Robert D. Hülsmeyer

Andreas war Vertriebsmitarbeiter eines Schraubenherstellers. Seinen Job begann er erst kürzlich. Der 34-jährige sehr gut gekleidete Mann kam zu mir in die Praxis. Er hatte Angst seinen Job zu verlieren. So erzählte er mir, dass es seine erste Tätigkeit im aktiven Vertrieb gewesen sei und er sich zunehmend unsicherer fühlte, wenn er seine Kundenbesuche durchführte. Während seine Kollegen täglich von neuen Aufträgen erzählten, sah es bei Andreas noch sehr bescheiden aus. Er hatte eher das Gefühl, dass man bei ihm aus Mitleid kaufen würde und nicht, weil er ein guter Verkäufer sei. Immer kurz vor einem Kundentermin spürte er eine Veränderung in seiner Gefühlswelt. Der Magen wurde flau, der Herzschlag erhöhte sich und er begann an sich zu zweifeln. Das führte dann dazu, dass seine lebensfrohe Performance in den Kundengesprächen nicht abrufbar war. In seinen ersten Terminen konnte er noch sehr gut damit umgehen. Doch im Laufe der Zeit entwickelte es sich zu einer bedrohenden Belastung. Bereits vor einem Termin spürte er die Furcht, dass seine Energie wieder in den Keller gehen könnte. Genau das passierte dann regelmäßig. Da er neu in diesem Bereich war, hatte er natürlich noch Welpenschutz von seinem Arbeitgeber. Doch auch dieser wäre irgendwann vorbei. Genau das machte ihm Sorgen. Wieder ohne Job dazustehen und seiner Familie nicht das bieten zu können, was er sich wünschte.

Anhand der Erzählung von Andreas war mir klar, dass er unter einer Versagensangst litt, die sich im Laufe der Zeit zu einer Angst vor der Angst entwickelte. Er befürchtete, dass seine Energie durch die Angst zu versagen wieder in den Keller gehen könnte. Es wurde deutlich, dass die Versagensangst nicht allein im Vordergrund stand. Andreas befand sich an einem Punkt, an dem sich mindestens zwei Ängste miteinander vernetzten. Und so geht es vielen Menschen in unterschiedlichen Bereichen.

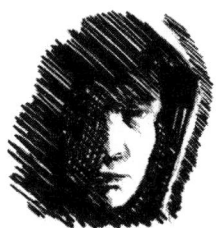

Die Angst vor der Angst ist ein sehr spezielles Phänomen. In Fachbereichen wird sie auch Erwartungsangst genannt. Angst- oder Panikzustände kommen meist überfallartig. In einem Moment ist noch alles gut und im nächsten Moment fühlt man die Furcht. Wenn man das Gefühl hat, diese Situationen nicht kontrollieren zu können, kommt es häufig vor, dass man eine Angst vor diesen Zuständen entwickelt. Man fühlt sich gequält, obwohl kein direkter Auslöser erkennbar ist. Genau wie bei Andreas. Manche Menschen trifft es so hart, dass sie Vermeidungsstrategien entwickeln. Sie gehen nicht mehr zur Schule oder zur Arbeit. Manche treffen ihre Freunde nicht mehr oder sie gehen erst gar nicht auf Partnersuche, weil befürchten, von ihrer Angst überwältigt zu werden und es peinlich oder unangenehm werden könnte.

Auch hier treffen wir wieder auf das Besitz- und Identitätsverhalten eines Menschen. Man will die Kontrolle über etwas besitzen und eine Identität aufrechterhalten. Dadurch kann auf der anderen Seite die Angst entstehen, dass einem das nicht gelingt. Der erste Schritt ist auch hier zu lernen, die Situation so anzunehmen und zu akzeptieren wie sie ist, um sich dann bewusst werden zu können, wie dieser Angstprozess eigentlich abläuft. Dann können Sie mit unterschiedlichen Techniken oder Methoden, die Sie im späteren Verlauf des Buches erhalten, durch diese Angst hindurchgehen, um die Erfahrung zu machen, dass es tatsächlich nichts zu befürchten gibt. Das Unterbewusstsein nimmt diese dankend an und richtet sich neu aus.

Genau so habe ich auch Andreas geholfen. Sieben Monate nach unserer Zusammenarbeit bekam ich eine E-Mail von ihm, in der er mir mitteilte, dass man ihm nun die Stelle des regionalen Vertriebsleiters angeboten hätte. Für ihn bedeutete das ein absolutes Erfolgserlebnis. Gut, dass er sich seiner Angst gestellt hat. Für ihn und sein Team war es eine wertvolle Erfahrung, die er nun teilen kann.

Reflexionsfragen:

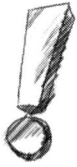

- ☐ Welche der genannten Ängste treffen auf mich zu?
- ☐ Welchen gemeinsamen Ursprung haben alle Ängste?
- ☐ Welcher rote Faden ergibt sich in meinen Ängsten?

2.9 Folgestörungen von Angst und Panik

„Das menschliche System ist genial. Es strebt immer danach, sich selbst zu erhalten, auch wenn es sich dafür zerstören muss. "
Robert D. Hülsmeyer

Annette war damals 47 Jahre alt, als sie zu mir in die Praxis kam. Ihren Mann verlor sie zwei Jahre zuvor bei einem Unfall. Seitdem litt sie unter Verlustängsten. Ständig hatte sie Bilder vor Augen, dass auch anderen Familienmitgliedern etwas zustoßen könnte. Damit aber nicht genug. Im Laufe der Zeit entwickelte sie Strategien, um sich vor der Angst zu schützen und sie nicht spüren zu müssen. Seit neun Monaten trank sie fast jeden Abend mehr als eine Flasche Wein. An den wenigen Tagen, an denen sie nicht trank, nahm sie Schlaftabletten, um ihre nächtliche Unruhe ausblenden zu können.

Annette war Bürokauffrau in einer Marketingagentur. Durch den Alkohol und Tablettenkonsum fiel es ihr zunehmend schwerer, sich im Job zu konzentrieren. Sie machte viele Fehler und ihr Chef wurde immer unzufriedener. Durch den ganzen Stress, ihre Angst und den Konsum von Alkohol und Medikamenten bekam sie zusätzlich einen starken Hautausschlag. Ihr vegetatives Nervensystem spielte ihr ständig einen Streich. Dadurch, dass wir ihre Verlustangst auflösen konnten, fasste sie wieder Mut und bewältigte auch die lästigen Folgeerscheinungen.

Obwohl viele Betroffene mit ihrer Angst bereits ausreichend bedient sind, können bei Nichtbehandlung gravierende Folgestörungen entstehen. Das menschliche System ist in der Regel absolut genial. Es strebt immer danach, sich selbst zu erhalten, auch wenn es sich selbst dafür zerstören muss. Das klingt zwar paradox, das System führt jedoch jeden Befehl aus.

Was Annette erlebt hatte, ist nur ein kleiner Ausschnitt dessen, was noch alles passieren kann. Es kann verschiedene Folgestörungen geben. Andere bekommen Magengeschwüre, Schmerzen, werden verlassen oder kreieren Geldprobleme. Viele schränken sich in ihrem Leben so ein, dass Lebensqualität ein Fremdwort wird. Je länger man wartet, desto größer wird das Risiko, sich immer weiter zu verstricken. Grund genug, sich seiner Angst zu stellen und sie aufzulösen.

Reflexionsfragen:

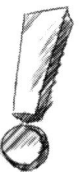

☐ Welche Folgestörungen habe ich?
☐ Welche Strategien habe ich bewusst oder unbewusst entwickelt, um mich vor meinen Ängsten zu schützen?
☐ In welchen Bereichen nehme ich mir selbst die Lebensqualität durch meine Ängste?

3.0 Klassische Strategien und Therapien

*„Der Erfolg einer Therapie wird davon bestimmt,
wie gut die Therapie auf den Klienten abgestimmt ist. "*
Robert D. Hülsmeyer

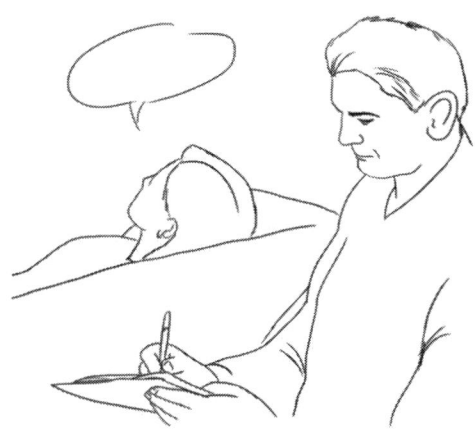

Einige alte Methoden und Therapien halte ich für nicht mehr zeitgemäß. Dennoch möchte ich auf die fünf häufigsten Therapieformen eingehen. Denn letztlich ist es wichtig, dass Sie gut informiert sind und auf dieser Basis die richtigen Schritte für sich einleiten können. Ich habe diese Therapiemethoden selbst durchlebt und gleichzeitig studiert, d.h., dass ich ein umfassendes Bild aus sämtlichen Perspektiven gewinnen konnte. Ich möchte hier nicht zu wissenschaftlich und theoretisch werden, daher beschränke ich mich auf das, was wichtig ist, um Erfolge zu erzielen.

3.1 Verhaltenstherapie

„Eine Verhaltenstherapie kann helfen, in der Zukunft besser mit Belastungen umzugehen."
Robert D. Hülsmeyer

Es war Frühling. Ich feierte meinen Geburtstag. Nur wenige Tage später ging wieder eine Beziehung zu Bruch. Ich wechselte den Job, die Wohnung und war erneut allein. Nochmals wurde ich in meiner Angst bestätigt, dass ich nichts unter Kontrolle hatte. Mir war klar, dass ich Hilfe brauchte. Ich begann eine Verhaltenstherapie. Mein erster Termin stand an. Ich ging die Treppen in einem älteren muffigen Haus nach oben. Nun stand ich vor der Tür. Sie knarzte beim Öffnen. Mit dem nächsten Atemzug nahm ich eine große Wolke Zigarettenrauch in mir auf. Durch den Nebel sah ich eine Frau am Schreibtisch sitzen. Sie fragte mich: „Sind Sie Herr Hülsmeyer?" Ich drückte mir ein verhaltenes „Ja" heraus. „Sie können im Wartezimmer Platz nehmen", sagte sie. Durch den Flur einmal rechts öffnete ich die Tür. „Ein Glück", dachte ich. „Es ist niemand im Raum." Die Stühle waren sicherlich schon 30 Jahre alt und der Rauch tat ihnen auch nicht gut. Dennoch setzte ich mich und starrte die Wand an. Links stand eine Glasvitrine, sicherlich wochenlang nicht geputzt. Ich hatte nur die Hoffnung, dass der Therapeut nicht so verstaubt war. Nach wenigen Minuten öffnete sich die Tür. Ein zwei Meter großer Mann kam hustend herein. Er hatte graue Locken. Den Falten in seinem Gesicht nach zu urteilen hatte er einen steinigen Weg hinter sich. „Vermutlich auch ein Patient", dachte ich. Der Mann sah mich durch seine verstaubte Brille an. Irgendwie fühlte ich mich bedrängt. Er sagte: „Herr Hülsmeyer, kommen Sie bitte mit." Mir lief ein eiskalter Schauer den Rücken hinunter. Es konnte doch nicht sein, dass das mein Therapeut war. Er führte mich in einen Raum, der im Vergleich zu allen anderen, die ich bisher gesehen hatte, sehr aufgeräumt und harmonisch aussah. Eine Stehlampe mit angenehmem Licht. Eine Pflanze in der Ecke und zwei rote Ledersessel. Der eine sah etwas durchgesessen aus, der andere dafür ganz passabel. Wir setzten uns. Der Therapeut fragte, was er denn für mich tun könne. So erzählte ich ihm meine ganze Geschichte. Zwischendurch war ich irritiert, dass er immer auf seine Uhr schaute, als hätte er es eilig. So redete ich einfach schneller. Nach ungefähr 40 Minuten unterbrach er mich und ergriff das Wort. „Herr Hülsmeyer, Sie können sich glücklich schätzen in der Situation zu sein, in der Sie jetzt sind. Sie haben die Möglichkeit ganz neu anzufangen." Ich nickte, dachte aber zugleich, dass ich gar nicht neu anfangen wollte. Die Gedanken klebten zu sehr an meiner Vergangenheit. Ich hatte Angst, im neuen Job zu versagen, wollte meine Ex-Freundin zurück und auf einen Umzug hatte ich ebenso keine Lust. Schließlich mochte ich unsere gemeinsame Wohnung. Dann sprach er weiter: „Herr Hülsmeyer, die Trennung mit Ihrer Freundin ist sicherlich auf den ersten Blick nicht so einfach für Sie.

Haben Sie schon mal überlegt, zur Überbrückung mit Selbstbefriedigung zu arbeiten? Das hebt die Glücksgefühle und ist auch gut für den Körper." Die Schamesröte stieg mir ins Gesicht. Noch nie hatte ich mich so wenig ernstgenommen gefühlt wie in dieser Situation. Meine Probleme erschienen auf einmal so klein im Vergleich zu dem, was ich in diesem Moment fühlen musste. Glücklicherweise waren die 50 Minuten um. Ich verabschiedete mich. Die Dame im verrauchten Empfangszimmer gab mir noch meinen nächsten Termin. Ich eilte zur Tür hinaus, die Treppe hinunter. Draußen angekommen nahm ich einen tiefen Atemzug und ging eine Weile durch den nahegelegenen Park. Ich war fassungslos. „Wenn das der Weg ist, dann möchte ich einen anderen gehen. Das halte ich keine 24 Sitzungen durch", dachte ich. Tatsächlich war ich noch für zwei weniger spektakuläre Sitzungen bei dem hustenden Therapeuten, entschied mich aber dann, selbst an meinen Themen zu arbeiten. Auch wenn meine Erfahrung als psychotherapeutischer Patient nicht dem allgemeinen Standard entsprach und das Erlebnis mehr als kurios war, so hat es mich dazu gebracht, einen besseren Weg zu finden.

Die Verhaltenstherapie ist eine der am häufigsten eingesetzten Therapieformen. Bezogen auf die Angst geht es darum, das auslösende Verhalten sowie die Einstellung dazu zu untersuchen und zu verändern. Der Klient soll Techniken und Denkweisen erlernen, um in Zukunft mit der Belastung besser umgehen zu können. Es ist eine Art Hilfe zur Selbsthilfe im Hier und Jetzt. Ist das Denken, Fühlen, Erleben oder Verhalten gestört, dann wird häufig genau auf diese Therapieform zurückgegriffen.

Im Laufe der nächsten Jahre absolvierte ich selbst eine psychotherapeutische Ausbildung. Mir wurde klar, dass meine Selbsterfahrung sicherlich nur eine Ausnahme war. Für mich persönlich ist dieses Konzept jedoch viel zu zeitintensiv. Für Menschen, die sich hingegen eine längere Begleitung mit kleineren Schritten wünschen, ist es dennoch eine gute Wahl.

3.2 Traumatherapie

„Die Zeit heilt alle Wunden, es sei denn, man öffnet sie immer wieder."
Robert D. Hülsmeyer

Es war 1993. Ich war stolze zehn Jahre jung. An einem Abend saß ich mit meiner Mutter im Wohnzimmer. Wir lebten damals in einem sechsstöckigen Hochhaus, in der fünften Etage. Wie so oft machten wir es uns gemütlich und schauten einen Film. Meine Mutter hatte eine große Leidenschaft für Videos und für die Filmerei. Wir sahen „Ghost – Nachricht von Sam". Es ging um Sam und Molly, ein wundervolles Liebespaar. Eines Tages wurden sie überfallen. Es löste sich ein Schuss, Sam starb. Molly war nun allein und traurig. Sam stellte fest, dass er nun ein Geist war. Er war weiterhin bei Molly, konnte aber nicht mit ihr sprechen und sie konnte ihn nicht sehen.

Während wir diesen schönen, aber auch traurigen Film schauten, sah ich meine Mutter an. Mir fiel auf, dass ihr linkes Auge leicht geschwollen und rot war. Erschrocken sprach ich sie darauf an. Sie sollte es sich mal im Spiegel anschauen. Meine Mutter sagte mir, dass es sicherlich nur am Licht läge. Ich entgegnete: „Nein Mama. Schau Dir das bitte mal an." Ich hatte in diesem Moment Angst, dass es etwas Schlimmes sein könnte. Doch sie beruhigte mich wie so oft mit ihren warmen Worten. So hörte ich auf, die Situation zu dramatisieren und wir sahen den Film weiter. Danach ging ich ins Bett. Am nächsten Morgen hörte ich einen Schrei. Ich schaute auf die Uhr und sah, dass es schon halb neun war. „Ich muss doch längst in der Schule sein", dachte ich. Wieder ein Schrei. Es war meine Mutter. Ich sprang auf, rannte ins Wohnzimmer. Sie schrie vor Schmerzen. Mein Bruder und mein Opa waren bei ihr. Sie schickten mich aber wieder ins Zimmer und sagten, dass ich an diesem Tag nicht zur Schule gehen würde. Mama ginge es nicht so gut und ihre Hausärztin käme gleich. So ging ich wieder in mein Zimmer und begann zu weinen. Ich hatte doch ihr Auge gesehen. „Sicherlich hat es etwas damit zu tun", dachte ich.

Irgendwann klingelte es an der Tür. Es war die Hausärztin. Sie gab meiner Mutter eine Spritze und fuhr wieder weg. Doch all das half nicht. Dann kam ein Krankenwagen und sie nahmen meine Mutter mit. Ich wusste immer noch nicht, was los war. Sie kam nach Bochum in die Uniklinik. Um mich nicht zu beunruhigen, sagte mein älterer Bruder mir immer wieder, dass alles gut werden würde. Sie wäre nur leider auf einer Station, zu der Kinder keinen Zutritt hätten. Fünf Monate lang sah ich sie nicht. Irgendwann erfuhr ich, dass meine Mutter einen Hirntumor hatte, an Beatmungsgeräten lag und ständig zwischen Bewusstsein und Koma wechselte. Sie hatte bereits mehrere Operationen hinter sich. Einmal durfte ich sie besuchen. Diesen Anblick werde ich nie vergessen. Sie war gelähmt, konnte nicht selbständig atmen und nicht sprechen. Überall waren Maschinen und Schläuche. Ich hielt einfach nur ihre Hand und weinte bitterlich. Vier Wochen später starb sie.

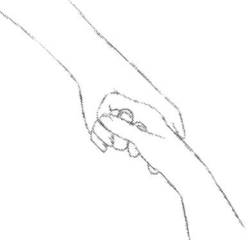

Viele Jahre habe ich mir Vorwürfe gemacht. Ich erinnerte mich an den Abend, als wir den Film „Ghost" schauten. Nun war sie auch ein Geist. Ich hatte ihr Auge gesehen und wusste gleich, dass es etwas Schlimmes sein könnte. Vielleicht hätte ihr mein Wissen das Leben gerettet. Aber ich konnte mich nicht durchsetzen. War ich jetzt schuld an dem Tod meiner Mutter? Fast 17 Jahre habe ich diese Frage mit mir herumgeschleppt, bis ich feststellte, dass ich völlig traumatisiert war. Ich habe als 10-Jähriger die Erfahrung gemacht, dass es wichtig und lebensrettend sein kann, Probleme zu dramatisieren. Wenn ich das nicht tun würde, dann könnte ich wichtige Menschen verlieren. So rechtfertigte ich meine Angst. Das war mein unbewusstes Muster, mit dem ich all die Jahre lebte.

Irgendwann machte ich eine Traumatherapie bei einem niederländischen Therapeuten. Über das Internet erfuhr ich von ihm. Ich besuchte in zweimal an der deutsch-holländischen Grenze. In der ersten Sitzung bekam ich Kopfhörer auf die Ohren. Er führte mich bei offenen Augen in eine Trance und sprach durch ein Mikrofon. Es lief dabei eine leise Musik, die immer von rechts nach links auf meinen Ohren wechselte. Er stellte mir Fragen und ich spürte, dass ich ihm Antworten geben konnte, ohne dass mich Emotionen überkamen. Das erste Mal realisierte ich ganz nüchtern, was damals wirklich passierte. Er konfrontierte mich mehrmals mit dem Tod meiner Mutter und irgendwann stellte sich ein absolut friedliches Gefühl ein. Ich nahm die Kopfhörer herunter, blickte auf meine Geschichte zurück und war einfach nur entspannt und glücklich. Meine Mutter wurde dadurch nicht wieder lebendig. Doch ich fühlte mich lebendig. Das nach nur insgesamt zwei Sitzungen.

Da dieses Gefühl noch lange anhielt und ich so fasziniert war, dass sich nach 17 Jahren Leid in zwei Sitzungen alles änderte, fasste ich den Entschluss, selbst alles darüber erfahren zu wollen. Es begann eine Zeit, in der ich mich für die unterschiedlichsten Formen der Emotionspsychologie begeisterte. Bis heute ist es dabei geblieben.

Es gibt viele verschiedene Formen der Traumatherapie. Die Ursachen eines Traumas können vielfältig sein. Manchmal sind es wie bei mir Kindheitserinnerungen. Es können aber auch akute Situationen sein, z.B. ein schlimmer Unfall oder ein plötzlicher Verlust. Ganz gleich, welche Methode verwendet wird, ist es das Ziel, die traumatische Erinnerung fest im Bewusstsein zu verankern. Viele wollen sie lieber vergessen oder unterdrücken. Es ist jedoch wichtig, sich genau zu erinnern und die Situation emotional neu zu bewerten. Denn das hilft dabei, Flashbacks zu verhindern. Nicht jeder schafft es, sein Trauma in zwei Sitzungen zu bewältigen. Je nach Methode und Bewusstseinsgrad des Klienten kann es deutlich länger dauern. Ich habe die Erfahrung gemacht, je offener man ist, desto schneller kann es funktionieren.

3.3 Hypnosetherapie

„Wer hypnotisieren kann, hat nicht automatisch auch die Fähigkeit zu therapieren."
Robert D. Hülsmeyer

Da ich selbst auch ausgebildeter Hypnosetherapeut bin, werde ich häufig gefragt, ob ich nicht mal eine Hypnose machen könne, um akute Probleme zu lösen. Viele Menschen glauben, dass Hypnose ein magisches Werkzeug ist. Dabei liegt die Magie gar nicht in der Hypnose selbst. Es ist nämlich ein ganz normaler und alltäglicher Zustand, den wir uns zu Nutze machen können, um an das Unterbewusstsein zu kommen. Hypnose selbst ist völlig unspektakulär. Lassen Sie sich nicht von Showhypnosen im Fernsehen oder auf Veranstaltungen beeinflussen. Das hat rein gar nichts mit dem therapeutischen Ansatz zu tun.

Zweifelsfrei ist die Hypnose ein wundervolles Werkzeug.

Jetzt kommt das „Aber". Es ist nur hilfreich, wenn der Therapeut oder der Coach exakt weiß, was er tut und vor allem auch, in welcher Reihenfolge. Ich habe sehr viele top ausgebildete Hypnosetherapeuten kennengelernt, musste aber mit Schrecken feststellen, dass die meisten nur nach dem Lehrbuch arbeiten. Und die vielen alten Bücher sind heute schon längst überholt. Ich möchte nicht, dass Sie mich falsch verstehen, denn Hypnose ist fantastisch. Aber Sie brauchen einen modernen und exzellenten Profi an Ihrer Seite. Nicht jeder, der hypnotisieren kann, ist gleichzeitig ein guter Therapeut oder Coach. Da liegen Welten zwischen. Sollten Sie mit dem Gedanken spielen, eine Hypnose zu buchen, dann achten Sie weniger auf die Zertifikate. Die kann man teilweise an einem Wochenende erhalten. Schauen Sie auf die Erfolge, die jemand erzielt hat.

2011 habe ich einen Hypnosecoach kennengelernt, der außergewöhnliche Ergebnisse erzielt hat. Klienten aus dem gesamten deutschsprachigen Raum kamen zu ihm. Dabei kostete eine Sitzung bei ihm damals schon über 800 €. Es war wie eine kleine Garantie, sich von ihm behandeln zu lassen. Daher lernte ich von ihm, wie er exakt vorging. In einem Gespräch offenbarte er mir, dass er seit 15 Jahren mit Menschen arbeitete, jedoch nie eine Hypnoseausbildung besucht hat. Viele würden jetzt denken, dass es sich um einen Scharlatan gehandelt hat. Ganz im Gegenteil. Ich selbst habe sieben teure Hypnoseausbildungen absolviert und muss sagen, dass sie mich alle weitergebracht haben. Das meiste lernte ich jedoch bei dem Mann ohne Zertifikate. Woher er sein ganzes Wissen hatte, das hat er mir bis heute nicht verraten. Es kann also sinnvoll sein, um die Ecke zu denken und etwas mehr Geld zu investieren. Zertifikate sind nicht unbedingt ein Indiz für exzellente Arbeit.

3.4 Konfrontationstherapie

„Wer seiner Angst begegnet,
löst sie auf oder verstärkt sie."
Robert D. Hülsmeyer

Es reicht nicht immer nur zu wissen, wo die Angst herkommt, dass sie auf einer Illusion beruht und wie sie ausgelöst wird. Erst wenn die positive Erfahrung sprichwörtlich in Fleisch und Blut übergegangen ist, stellen sich Ruhe, Gelassenheit und Entspannung ein. Dafür gibt es die Konfrontationstherapie. Der Klient wird dabei mit den angstauslösenden Reizen konfrontiert.

Ziel ist es, dass man auch physisch die Erfahrung macht, dass die bisherige Angst völlig unbegründet war.

Die Konfrontation mit der Angst ist aus meiner Sicht eine sehr hilfreiche Vorgehensweise, wenn man vorher ein entsprechendes Bewusstsein für seine Angst aufgebaut hat. Hat man dieses nicht, kann diese Therapieform genau den gegenteiligen Effekt haben. Nicht selten entstehen noch stärkere Traumata. Gerade von unerfahrenen Therapeuten sollte man in diesem Fall die Finger lassen. Oft wird die direkte Konfrontation auch innerhalb anderer Therapieformen durchgeführt.

3.5 Psychopharmaka bei Angst

Es war an einem Sonntag. Ein guter Freund von mir rief mich an und fragte, ob wir Badminton spielen gehen würden. Ich sagte zu und wir trafen uns eine Stunde später an einem Sportcenter. Für fünfzehn Euro die Stunde mieteten wir uns ein und starteten die ersten Ballwechsel. Nach wenigen Minuten wurde mir auf einmal für einen Moment schwarz vor Augen. Es war nur der Bruchteil einer Sekunde. Wir spielten eifrig weiter. Dann passierte es wieder. Diesmal mit einem stechenden Gefühl im Kopf. Wie ein Elektroschlag fühlte es sich an. Doch immer nur für einen kleinen Moment. Ich musste mich erstmal setzen. Es hörte nicht auf. Alle paar Minuten trat es auf. Ich konnte es zunächst nicht zuordnen. Dann fiel mir ein, dass ich meine Medikamente seit zwei Tagen nicht genommen hatte. Ich nahm ein

Antidepressivum in einer sehr hohen Dosierung. Wir brachen das Spiel ab und ich fuhr nach Hause. Ständig hatte ich diese Blitze im Kopf. Zuhause angekommen nahm ich meine Medikamente und legte mich ins Bett. Am nächsten Tag waren die Blitze weg.

Tatsächlich passierte es mir im Laufe des Jahres noch ein paarmal, dass ich die Medikamente vergessen hatte. Die Blitze im Kopf erinnerten mich stets daran. Beim nächsten Termin mit meinem Psychiater fragte ich ihn, was diese Blitze im Kopf zu bedeuten hätten. Seine Antwort schockierte mich. Er behauptete, dass ich mir das einbilden würde. Da er mir nicht weiterhelfen konnte, las ich zuhause nochmal den gesamten Beipackzettel. Diese Nebenwirkungen bei Nichteinnahme standen nirgends. Also setzte ich mich an den Computer. Und siehe da – in einigen Foren berichteten andere vom gleichen Phänomen. Jemand schrieb, dass man in den USA dieses Problem sogar im Beipackzettel finden kann. Ich wühlte die Suchmaschine durch und fand einen amerikanischen Beipackzettel zum gleichen Medikament, welches ich einnahm. Und tatsächlich stand in den Nebenwirkungen, dass bei Nichteinnahme kleine Impulse im Gehirn möglich seien und zudem Aussetzer im Sehzentrum.

An dem Tag traf ich für mich die Entscheidung, dass ich dieses Medikament nicht mehr länger als nötig einnehmen wollte. Jetzt gab es nur die Problematik, dass man es nicht einfach absetzen konnte. Ich war aber schon immer sehr kreativ. In den kleinen Kapseln befanden sich viele weiße Kügelchen. So öffnete ich die Kapseln und nahm jeden Tag eins mehr heraus. So gelang es mir, mich innerhalb von sechs Wochen von dem Antidepressivum zu befreien.

Ich nahm sie über drei Jahre. In der Zeit habe ich 40 Kilogramm zugenommen und mir meine Leberwerte komplett verdorben. Mein Psychiater hat mir immer zu verstehen gegeben, dass es da keinen Zusammenhang gebe, obwohl es als Nebenwirkung im Beipackzettel aufgeführt war.

Aufgrund dieser Erfahrung und der zahlreichen früheren Klienten von mir kann ich heute sagen, dass Psychopharmaka ihren Sinn haben. Wenn es jemandem so schlecht geht, dass er sein Leben selbst mit Coaching oder Therapien nicht in den Griff bekommt, dann kann es hilfreich sein. Auch wenn jemand suizidal ist oder ein ausgeprägter psychiatrischer Fall ist. Man muss sich jedoch immer bewusst sein, was diese Medikamente mit dem Körper machen, auch wenn es gerne verschwiegen wird. Ich kenne Familien, in denen Kinder depressive Verstimmungen hatten und die Eltern beim Arzt den Beipackzettel bekamen, um diesen zu unterschreiben. So sichern sich Ärzte ab. Das kann ich verstehen. Irgendwer muss die Verantwortung übernehmen. Doch kann es aus meiner Sicht nicht sein, dass jemand solche Medikamente bekommt, weil er mal eine schlechte Phase in seinem Leben hat.

Natürlich müssen Sie für sich entscheiden, welchen Weg Sie gehen möchten. Meine Erfahrungen dazu kennen Sie jetzt.

3.6 Welche Therapie ist die richtige für Sie?

„Das beste Werkzeug für Sie ist das,
welches Ihnen entspricht."
Robert D. Hülsmeyer

Oft werde ich gefragt, welche Therapien, Coachings oder Methoden denn am besten geeignet sind, um Angst und Panik aufzulösen. Die Leute sind dann immer erstaunt, wenn ich sage, dass ich diese Frage pauschal nicht beantworten kann. „Ja, aber Herr Hülsmeyer, Sie sind doch der Experte", höre ich dann. Und genau deswegen kann ich es nicht sagen, weil es keine pauschale Aussage dafür gibt. Grundsätzlich ist alles erstmal hilfreich, was einen weiterbringt. Dafür ist es wichtig zu wissen, wo jemand steht, wie bewusst er sich über seinem Zustand ist und was für diese Person am besten funktioniert.

In der Anfangszeit meiner ersten Coachingpraxis begleitete ich eine Klientin, die keine inneren Bilder sehen konnte. Wenn ich ihr gesagt habe, sie solle sich eine bestimmte Situation vorstellen, funktionierte das nicht. Sie hörte aber Stimmen. Also habe ich mein Konzept umgestellt und wir haben mit Stimmen gearbeitet. Im Laufe der Zeit haben wir dann trainiert, dass sie auch innere Bilder sehen konnte. Doch zu Beginn wäre das für sie frustrierend gewesen. Ist die eine Methode jetzt schlechter als die andere? Nein. Wichtig ist es herauszufinden, wie man selbst am besten funktioniert. Manche Menschen erzählen gerne, während andere Fragen brauchen, um überhaupt einen Ton herauszubekommen. Wenn ein Coach oder ein Therapeut jetzt nur eine Methode kennt, dann hat er entweder idealerweise nur einen Typus an Klienten oder eine niedrige Erfolgsquote. Je flexibler ein Coach oder Therapeut ist, desto erfolgreicher sind auch die Ergebnisse.

Wenn z.B. jemand Medikamente nimmt, dann kann es sein, dass dieser eine ganz andere Therapie braucht, als jemand, der keine Medikamente nimmt. Es wäre falsch, im Vorfeld darüber zu urteilen, was gut oder nicht gut ist, solange die Frage nicht geklärt ist, für wen und für welchen Zweck die Therapie sein soll. Ich selbst bin damals absolut erfinderisch an die Sache herangegangen und habe alles ausprobiert. Rückblickend war das für mich die teuerste Variante, aber auch die lehrreichste, da ich heute exakt weiß, was für wen in welchem Fall gut funktionieren kann und was eben nicht. Aus diesem Wissen ist z.B. die Source Code Therapy entstanden. Aus meiner Sicht ist das eines der flexibelsten Coaching- und Therapiewerkzeuge, die ich kenne. Im weiteren Verlauf gebe ich Ihnen dazu noch einen kleinen Einblick.

Achten Sie genau darauf, was Ihnen entspricht und was nicht. Im Zweifelsfall kontaktieren Sie jemanden, der Ihnen dabei hilft es herauszufinden. Umso schneller stellt sich der gewünschte Erfolg ein.

Reflexionsfragen:

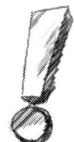

☐ Welche klassische Therapie könnte für mich infrage kommen?
☐ Welche klassischen Therapieformen lehne ich ab?

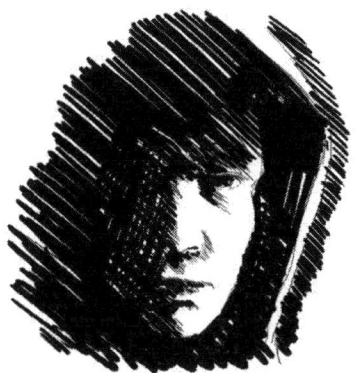

4.0 Der goldene Methoden-Koffer

„Menschen scheitern nicht an einzelnen Methoden,
sondern an mangelnder Flexibilität und Vielseitigkeit. "
Robert D. Hülsmeyer

K ommen wir zum Herzstück der transformativen Arbeit. Sie haben jetzt alle Informationen, die Sie benötigen, damit Sie Ihre Ängste besser verstehen können. Sie haben ebenso einen Überblick über die klassischen Therapieformen. Nun erhalten Sie von mir die Techniken und Methoden, um sich selbst so zu beeinflussen, dass Angst und Panik Themen von gestern werden.

Viele der folgenden Methoden können auch in Akutsituationen Erfolge erzielen. Dennoch möchte ich Ihnen ans Herz legen, dass Sie dann trainieren und üben, wenn sie sich gut und sicher fühlen. Denn damit legen Sie den Grundstein, dass es automatisch in schwierigen Situationen funktionieren wird. Ich selbst habe das damals zu Beginn nicht beachtet. Immer wenn ich Angst oder Panik hatte, dann nahm ich mir eines dieser Werkzeuge und arbeitete damit. Was ich übersehen hatte, war aber, dass mein Unterbewusstsein das schlechte Gefühl mit der Methode verknüpft hat und ich diese irgendwann ablehnte. Verrückt oder? Sie haben dann auch nicht mehr geholfen. Machen Sie nicht den gleichen Fehler, sondern trainieren und üben Sie in einem sicheren Rahmen, damit Akutsituationen gar nicht erst wieder auftreten.

Auf geht's …

4.1 Stop the (Horror)Show

„Verändern Sie den inneren Film
und sie verwandeln Ihre Angst."
Robert D. Hülsmeyer

Diese Technik ist sehr effektiv bei Ängsten, die in Verbindung mit ständigem Gedankenstrom oder Grübeleien stehen. Auch in akuten Angst- oder Paniksituationen können Sie mit der „Stop-the-Show-Technik" die innere Horrorshow zum Stillstand bringen. Das ermöglicht Ihnen den Fokus zu verlagern und sich wieder positiv auszurichten.

Ich muss zugeben, diese Methode wirkt auf den ersten Blick simpel. Und bei schwerwiegenden Problemen und Ängsten glauben wir oft nicht, dass eine Lösung so einfach ist. Das kann eine zusätzliche Hürde darstellen. Erlauben Sie sich diese Einfachheit.

Die Methode können Sie in akuten Angstsituationen verwenden. Am besten verwenden Sie sie jedoch zum Training Ihres Unterbewusstseins. Sie geben Ihrem Unterbewusstsein die exakte Anleitung, dass es in Angstsituationen zukünftig die Horrorszenarien im Kopf abschalten soll und den Fokus auf etwas Positives lenkt. Wenn Sie das einstudiert haben, dann werden Sie feststellen, dass bestimmte Angstgefühle gar nicht mehr auftreten, weil Ihr Unterbewusstsein der Anleitung aus dieser Übung folgt.

Erinnern Sie sich jetzt bitte einmal an eine Situation, in der Sie Angst hatten und wo im Körper Sie es gespürt haben. Dann machen Sie sich bewusst, wie sie sich zukünftig in solchen Situationen fühlen möchten. Dabei ist es wichtig, es nicht nur in Worten zu beschreiben, sondern im Körper nachzuempfinden. Denn dieses Gefühl wirkt wie ein Befehl für Ihr Unterbewusstsein. Damit es Ihnen einfacher fällt, erinnern Sie sich an eine Situation in Ihrem Leben, in der Sie genau dieses positive Gefühl schon mal gespürt haben. Es muss nichts mit Ihrer Angst oder Ähnlichem zu tun haben. Es kann eine völlig andere Situation sein. Vielleicht waren Sie im Urlaub, verliebt, haben eine Prüfung bestanden oder etwas ganz anderes. Wichtig ist nur, dass Sie eine Szene haben, mit der Sie sich später an das Gefühl erinnern können. Ihr Angstgefühl nennen Sie jetzt Szene A und das Positive nennen Sie Szene B.

Nun sind die Vorbereitungen abgeschlossen und wir gehen zum Trainingsteil. Schließen Sie dabei Ihre Augen. Stellen Sie sich bitte einmal Szene A so intensiv wie nur möglich vor. So, dass leichte bis mittlere Angstgefühle in Ihnen auftreten. Dann stellen Sie sich vor, wie Sie eine Fernbedienung nehmen und den Film ausschalten. Ihre Szene A wird von jetzt auf gleich schwarz. Stellen Sie sich das genauso vor. Nun atmen Sie erstmal fünf Sekunden durch. Dann drücken Sie eine andere Taste auf der Fernbedienung und Ihre Szene B läuft ab. Stellen Sie sich das wieder so intensiv wie nur möglich vor und genießen diesen Moment für ungefähr 30 Sekunden. Öffnen Sie danach kurz Ihre Augen. Dann wiederholen Sie den ganzen Prozess mindestens fünf bis sechs Mal und bewerten, wie sich das Gefühl zur Szene A verändert hat. Sollten Sie mit dem Ergebnis noch nicht zufrieden sein, können Sie mehrere Wiederholungen durchführen.

Wenden Sie diese Technik gerne mehrmals täglich über sieben Tage an, damit Sie Ihr Unterbewusstsein an diesen Prozess gewöhnen. Im Alltag spüren Sie möglicherweise irgendwann, dass Sie in den Situationen, wo bisher die Szene A Angst ausgelöst hat, nun viel gelassener sind.

4.2 Moments of Acceptance

„Momente der Akzeptanz führen zu Momenten von Ruhe,
Gelassenheit und Souveränität. "
Robert D. Hülsmeyer

Fehlende Akzeptanz ist eine große Blockade bei der Auflösung von Angst. Viele Menschen können sich von vergangenen Gedanken, Gefühlen, Emotionen und Verhaltensweisen nicht direkt trennen und lösen. Sie können nicht akzeptieren, dass Situationen so sind, wie sie sind. Sie bauen einen Widerstand auf und es kommen Gedanken wie: „Das hätte nicht passieren dürfen. Das darf nicht sein. Das muss anders laufen. Das ist nicht fair." Diese oder ähnliche Gedanken können Ängste für zukünftige Situationen produzieren.

Bei „Moment of Acceptance" geht es nicht darum, dass Sie Ihre Meinung loslassen sollen und alles blind hinnehmen, sondern dass Sie die Vergangenheit, die Gegenwart und zukünftige Ergebnisse so annehmen können, wie sie sind. Das verursacht im Körper ein deutlich entspannteres Gefühl. Und damit können Sie Ihre Zukunft erheblich besser formen als mit der Angst im Nacken. Etwas nicht zu akzeptieren, obwohl es so ist, wie es ist, bedeutet Stress, inneres Ungleichgewicht und ist ein Kampf, den man nicht gewinnen kann.

Während ich diese Zeilen hier schreibe, erinnere ich mich an einen Klienten. Ralf kam 2012 zu mir in meine Praxis im Sauerland. Ralf war eine sehr intelligente und gestandene Führungspersönlichkeit. Seine Herausforderung lag darin, mit der ungerechtfertigten Meinung anderer umzugehen. Das prägte sich so stark aus, dass er sich bereits vor Kundenbesuchen in seiner Firma davor fürchtete, irgendetwas könnte kritisiert werden. Ralf leitete eine große Abteilung in einer Kunststoffspritzerei und berichtete mir von einem Besuch eines japanischen Kunden, der an jeder Maschine und sämtlichen Bauteilen etwas zu verbessern sah. Ralf erzählte, wie rasend er wurde. Er fühlte sich so zu Unrecht kritisiert, dass er vor jedem Satz, den der japanische Kunde sagte, wie einen kleinen Schock im ganzen Körper spürte.

Mit „Moments of Acceptance" konnte ich in einem Gedankenspiel sein Muster durchbrechen. Ich bat Ralf, sich nochmal in die Situation mit dem Kunden hineinzudenken, sodass er wieder dieses unangenehme Angstgefühl spürte. Das war für ihn ein Kinderspiel. Er schloss die Augen und ich sah in seinem Gesicht, wie angespannt und rot er wurde. Dann fragte ich ihn: „Ralf, was ist eigentlich Dein oberstes Ziel, welches durch Deinen Kunden zu Bruch gegangen ist?" Er antwortete, dass er Lob und Anerkennung für seine Arbeit erwarte. Ich bat ihn sich vorzustellen, wie es wäre, wenn er dieses Ziel gar nicht hätte. Ralf wurde viel ruhiger. Er akzeptierte die Situation. Und dann bat ich ihn, sich vorzustellen, das Ziel zu haben, viele Ideen zur Verbesserung zu sammeln, obwohl schon alles sehr gut wäre. Ralf sagte mir, dass er in dem Moment sogar Dankbarkeit dem Kunden gegenüber spüren würde.

Und das ist der Trick an der Sache. Wir fühlen uns ängstlich und aufgewühlt, weil wir ein unbewusstes Ziel haben und dessen Erreichen in Gefahr ist. Wenn wir jedoch dieses Ziel für einen Moment gedanklich verändern, dann stellt sich das Gefühl von Akzeptanz und Dankbarkeit ein. Und mit diesem Zustand sind Sie in einer deutlich besseren Frequenz als mit Angst. Dann können Sie gedanklich wieder zu Ihrem alten oder einem ganz anderen Ziel gehen und dieses verwirklichen. Sie überlisten somit für einen Moment Ihr Unterbewusstsein. Wenn Sie das mehrfach wiederholen, dann passiert es automatisch, dass Sie ruhig und gelassen werden, während andere wettern und toben. Ihre entspannte Wirkung wird ebenso Ihr Umfeld beruhigen und Sie haben stets die Oberhand.

4.3 Inner Voice Control

„Die innere Stimme ist ein
Produkt des Unterbewusstseins. "
Robert D. Hülsmeyer

Ihre innere Stimme repräsentiert die Inhalte Ihres Unterbewusstseins und somit die Erinnerung an Ihre Vergangenheit. Die innere Stimme kann in vielen Angstsituationen sehr laut und unangenehm werden. Mit dieser Technik wirken Sie so auf die innere Stimme ein, dass sie unschädlich und sogar förderlich wird.

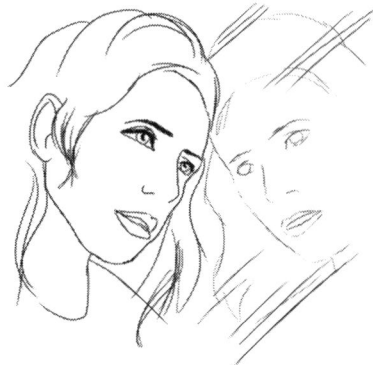

Bei der Kommunikation mit uns selbst müssen wir genauso feinfühlig vorgehen wie mit anderen Menschen, damit wir eine gute Beziehung zu uns selbst aufbauen. Da die innere Stimme ein Konstrukt des Unterbewusstseins ist, hat sie deutlich mehr Kapazität als unser Bewusstsein. Um auf die innere Stimme einwirken zu können, brauchen wir diplomatische Kommunikations- und Einfühlungswerkzeuge und sollten lernen hinzuhören. Je souveräner Sie in den 6 Schritten dieser Methode werden, desto mehr Selbstvertrauen und innere Sicherheit entwickelt sich.

Schritt 1: Stellen Sie zwei Stühle im Abstand von ungefähr zwei Metern gegenüber auf. Setzen Sie sich auf einen der beiden Stühle und wählen eines Ihrer Angstthemen. Stellen Sie sich vor, dass Ihre innere Stimme ein Wesen ist, welches auf dem anderen Stuhl sitzt.
Fragen Sie das Wesen:

1. Was erwartest Du von mir?
2. Wie fühlst Du Dich, wenn Du erreicht hast, was Du erreichen möchtest?

Schritt 2: Setzen Sie sich nun auf den Stuhl, auf dem das Wesen, also Ihre innere Stimme sitzt. Werden Sie nun zu diesem Wesen. Meine Klienten berichten häufig, dass sie sofort spüren, dass sie andere Gefühle wahrnehmen.

Schritt 3: Sprechen Sie die Antworten auf die Fragen aus. Überlegen Sie dabei nicht, sondern lassen Sie sich von dem Gefühl leiten, welches Sie gerade wahrnehmen.

Schritt 4: Fokussieren Sie sich auf das Gefühl, welches Sie in der Antwort auf Frage 2 benannt haben. Machen Sie sich dieses Gefühl bewusst. Manchmal ist es Macht, das Gesehenwerden, Verbundenheit oder Fröhlichkeit. Es können aber auch andere Gefühle sein.

Schritt 5: Setzen Sie sich wieder auf Ihren Stuhl. Spüren Sie auch hier die Veränderung, die möglicherweise sofort eintritt. Schauen Sie das Wesen ihrer inneren Stimme an und werden sich nochmal bewusst, was es wirklich braucht. Hinter all den bösen, negativen und destruktiven Gedanken steckt nämlich oftmals der Wunsch aus der Antwort auf Frage 2.

Schritt 6: Erinnern Sie sich an eine Situation aus Ihrem Leben, in der Sie genau dieses Gefühl, welches sich Ihre innere Stimme so sehr wünscht, schon mal erlebt haben. Produzieren Sie damit diese Empfindung in Ihrem Körper. Stellen Sie sich dann vor, wie Sie dem Wesen gegenüber genau dieses Gefühl senden. Schauen Sie, wie es sich verändert und was diese Veränderung in Ihnen selbst auslöst.

Wiederholen Sie die 6 Schritte täglich über einen Zeitraum von 7 Tagen. Gerne auch mit anderen Angstthemen, in denen Ihre innere Stimme Sie bisher wahnsinnig gemacht hat.

4.4 Change the Self-Image

„Das Selbstbild wird erst konstant,
wenn man sich selbst gefunden hat."
Robert D. Hülsmeyer

Das Selbstbild ist ein Phänomen. Es ist das Bild, welches wir von uns selbst haben. Den meisten Menschen ist ihr Selbstbild nicht bewusst. Andere verstricken sich in eine Illusion und versuchen etwas zu sein, was nicht ihrem Wesen entspricht. Das tun sie, weil sie es so gelernt haben. Interessant ist, dass das Selbstbild situativ variiert, aber auch Gefühle, Ängste sowie Emotionen steuert. Gelingt es uns, unser Selbstbild in schwierigen Momenten anzupassen, dann verändern sich auch die Situationen und Erlebnisse.

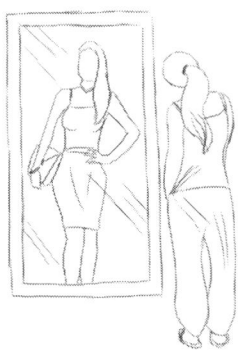

Im Jahre 2008 bekam ich durch den Wechsel meines Arbeitgebers einen neuen Chef. Er hatte klare Zielvorstellungen und war sehr streng. In den ersten Monaten habe ich mich sehr eingeschüchtert gefühlt. Ebenso hatte ich Angst, meinen Job wieder zu verlieren. In seiner Gegenwart fühlte ich mich unterlegen und klein. Dann kam ich irgendwann dahinter, dass es gar nicht mit meinem Chef zusammenhing, dass ich so fühlte, sondern damit, wie ich mich selbst gesehen habe. So stellte ich mir sämtliche Situationen mit meinem damaligen Chef vor und veränderte sie im Kopf so, dass ich viel selbstbewusster und selbstsicherer wurde. Ich ließ ihn gedanklich kleiner werden, verpasste ihm eine andere Stimme, während ich mich größer machte und meine eigene Stimme noch tiefer und männlicher wurde. Ich stellte mir vor, mit einem goldenen Koffer durch die Firma zu laufen, indem die Lösungen für sämtliche Probleme lagen. Mein damaliger Chef lief in dieser Szene immer hinter mir her und bat mich, ihm Teile aus dem Koffer zu zeigen. Das war ein so irre lustiges Schauspiel im Kopf. Zugleich veränderte es die komplette Wahrnehmung zu mir selbst und meinem Chef. Ich spürte eine absolute Überlegenheit. Immer wenn ich ihm fortan begegnete, fühlte ich mich dominierend, selbstsicher und stark. Schwierige Situationen veränderte ich sofort in meinem Kopf. Der größte Gewinn war, dass ich mein Stärkegefühl nicht ausgenutzt habe, um ihn in Gesprächen klein zu machen. Ich hatte weiterhin den nötigen Respekt vor seiner Position, wusste aber, dass ich ihm in jeder Hinsicht überlegen war. Das sorgte dafür, dass auch meine Ergebnisse in der Firma immer besser wurden.

Um sein eigenes Selbstbild anders wahrzunehmen, gibt es einige Möglichkeiten.

☐ Man verändert sich selbst in der Szene.

☐ Man verändert andere Personen in der Szene.

☐ Man verändert die inneren Bilder im Abstand oder Verhältnis zueinander.

Wichtig ist zu wissen, dass wenn man sich selbst schwächer fühlt, als man sein Gegenüber einschätzt, dann schlüpft man oft unbewusst in eine gedanklich angenommene, vom Gegenüber zugewiesene Rolle. Das führt dazu, dass man sich vergleicht, fremdgesteuert wird, sich selbst verliert und nur den Fokus darauf hat, was andere von einem erwarten. Oder man spult alte Programme ab. Das Selbstbild ist ausschlaggebend, ob wir uns unterordnen oder nicht, daher sollten wir es so formen, dass wir uns gut fühlen.

Beispiele zur Veränderung: Farben, Formen, Lautstärke, Helligkeit, Geschwindigkeit, Kleidung, die Größe und Position Deines Selbstbildes, die Größe und Position der anderen Person, Geruch, Geschmack

Vielleicht erinnern Sie sich noch an den Osterurlaub 2014, von dem ich Ihnen zu Anfang berichtet habe. Meine Tochter ist dort kopfüber von der Rutsche gefallen und mein Sohn bekam diese Bilder nicht mehr aus dem Kopf. Nun erfahren Sie, wie ich ihm helfen konnte, sodass er sich nach wenigen Minuten wieder voll entspannen konnte. Ich bat ihn, die Augen zu schließen und sich die Situation noch einmal genau vorzustellen. Er beschrieb mir nochmal im Detail, was er erlebt hatte. Er berichtete mir auch von den Gefühlen, die er in diesem Moment wahrnahm. Es war wie ein Schlag, der sich durch seinen Körper zog. Er hatte Angst, dass seine Schwester stirbt, und fühlte sich absolut hilflos. Nun sollte er sich die Szene nochmal vorstellen. Diesmal jedoch ohne Farben. Einfach in einem Schwarz-Weiß-Kontrast. Er begann zu lächeln. Dann bat ich ihn, sich vorzustellen, dass das Bild nun wackelt. Sein Schmunzeln wiederholte sich. Wir stellten das Bild auf den Kopf und machten es klein wie eine Briefmarke. Dann ließen wir die Szene schnell rückwärts laufen und nochmal vorwärts. Wir wiederholten diesen Ablauf noch zweimal. Dann sollte er sich die Situation wieder so vorstellen, wie sie tatsächlich gewesen war. Mein Sohn atmete ganz tief durch, war völlig entspannt und lächelte erleichtert. Die Szene war nun von seinen angstauslösenden Emotionen abgekoppelt. Bis heute ist es so geblieben.

Genau das passiert auch mit anderen inneren Bildern, genauso wie mit dem Selbstbild, wenn wir es auf diese Art und Weise verändern. Das Beispiel mit meinem Sohn ist nur eine Variante. Sie können da kreativ sein. Das, was Ihnen hilft, gewinnt.

4.5 Message for you

„Denkt ein Mensch einen Gedanken wiederholt immer wieder, so wird er zu einem festen Bestandteil des Denkprozesses."
Robert D. Hülsmeyer

„Message for you" ist eine fantastische Methode, um sein Unterbewusstsein dauerhaft zu verändern. Ängste und Paniksituationen können sich in deutlich angenehmere Gefühle verwandeln. Vielleicht kennen Sie ähnliche Techniken auch unter anderen Namen, wie z.B. Autosuggestionen oder Selbsthypnose. Der Begriff spielt keine Rolle. Wichtig ist, dass es funktioniert. Bei „Message for you" geht es darum, sich selbst zu beeinflussen und die Kontrolle über ängstliches Verhalten zurückzugewinnen. Wir machen das, indem wir uns regelmäßig selbst Botschaften geben, diese häufig wiederholen, sodass sie vom Unterbewusstsein irgendwann als wahr aufgenommen werden. Sie können mit dieser Methode Ihre innere Realität verändern, Gedanken und Gefühle automatisieren, Ihr Verhalten anpassen und Ihrem Unterbewusstsein eine klare Entwicklungsrichtung geben.

Um solche Botschaften zu entwickeln, ist es wichtig, dass Sie ein paar Regeln beachten, damit es funktioniert.

1. Die Botschaft muss wahr sein.
2. Nutzen Sie eine klare und präzise Formulierung.
3. Formulieren Sie positiv und in der Gegenwartsform.
4. Die Botschaft muss für Sie passen.
5. Stellen Sie sich Ihre Botschaft visuell vor und sprechen diese mit

überzeugender Tonalität und hoher
Gefühlsintensität.

6. Sprechen Sie Ihre Botschaft täglich
für drei bis fünf Minuten oder
häufiger aus.

7. Verwenden Sie über mindestens drei
Wochen immer dieselben Botschaften.

Damit das nicht so abstrakt für Sie klingt, gebe ich Ihnen nun ein paar Beispiele, die ich früher verwendet habe. Achten Sie bei der Formulierung einmal auf die Satzanfänge. Da verwende ich gerne: „Immer wenn …". Das hat den Vorteil, dass diese Sätze keinen Druck erzeugen und immer wahr für mich sind. Machen Sie nicht den Fehler, den ich zu Beginn machte und setzen sich zu sehr unter Strom. Sätze wie: „Ich bin souverän und stark" sind nämlich nicht immer wahr. Auch nicht bei Menschen, die scheinbar völlig angstfrei und selbstbewusst durchs Leben gehen. Jetzt aber zu den Beispielen:

☐ Immer wenn ich souverän vor Menschen
eine Rede halte, dann fühle ich mich
selbstsicher und energiegeladen.

☐ Immer wenn ich mich so annehme, wie ich
bin, dann spüre ich Selbstliebe.

☐ Immer wenn ich mich selbst liebe, fühle
ich mich wundervoll.

☐ Immer wenn ich mir selbst vertraue, dann
fühle ich mich mächtig und stark.

☐ Immer wenn ich mich glücklich fühle,
dann spüre ich, wie mein Körper und
meine Seele eins mit dem Universum sind.

☐ Immer wenn ich tief und ruhig atme, dann
entspannt sich alles und die Energie
fließt.

☐ Immer wenn meine Angst sich löst, dann
spüre ich die Kraft des Lebens.

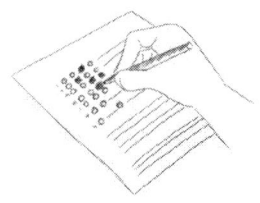

4.6 Observe your Emotions

„Sobald wir Gefühle nicht mehr bewerten,
sondern beobachten, verändern sie sich. "
Robert D. Hülsmeyer

Wir leben in einer Gesellschaft, in der die meisten Menschen gelernt haben, Gefühlen und Emotionen nicht zu viel Raum zu geben. Das hat tatsächlich Vorteile, aber auch Nachteile. Wir sind zwar rational und analytisch eine starke Gesellschaft, auf der Gefühlsseite jedoch unterentwickelt.

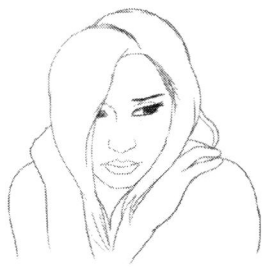

Die Technik „Observe your Emotions" hilft Ihnen dabei, sich daran zu gewöhnen, wieder mehr zu fühlen. Mit etwas entspannter Disziplin erhalten Sie die Kontrolle über Ihre Gefühlswelt zurück. Gerade bei starken Ängsten oder Phobien wirkt diese sehr simple Technik oft Wunder. Sobald wir Gefühle nicht mehr bewerten, sondern nur noch beobachten, verändern sie sich und wandern durch den Körper. Das hängt damit zusammen, dass Bewertungen etwas mit unserer Identität zu tun haben. Unsere Identität hingegen ist mit dem Emotionszentrum verbunden. Wenn wir jedoch die Bewertung weglassen und nur wahrnehmen, dann verändern sich die Gefühle im Körper. Durch die reine Beobachtung haben Sie einen emotionalen Abstand. Genau das können Sie jetzt mal ausprobieren.

Ablauf:

1. Fokussieren Sie sich auf Ihren aktuellen Gefühlszustand, ohne das Gefühl zu bewerten oder zu erforschen.

2. Nach wenigen Sekunden werden Sie feststellen, dass sich das Gefühl verändert und im Körper bewegt.

3. Beobachten Sie diese Gefühlsreise solange, bis sich ein positives Gefühl einstellt. Genießen Sie dann dieses Gefühl.

Wenn Sie in diesem Ablauf fit sind, dann können Sie auch mal bewusst einen ängstlichen Zustand aus der Erinnerung hervorholen und diesen durchlaufen. Wenn Sie alles richtig machen, dann werden Sie feststellen, dass Sie außer zu beobachten nichts tun müssen, um Ängste zu verwandeln.

4.7 Breathing Meditation

„In der unbewussten Atmung steckt die Angst.
In der bewussten Atmung das Leben."
Robert D. Hülsmeyer

Ungefähr 20.000 Mal bewegt sich die menschliche Lunge jeden Tag und versorgt uns mit ausreichend Sauerstoff. Können Sie sich vorstellen, dass ein kleiner Fehler in diesem Atemprozess schwere körperliche Auswirkungen haben kann? Aus meiner Sicht gibt es genügend Beweise, dass die Natur keine Fehler macht. Warum sollten wir also 20.000 Mal am Tag atmen, wenn es nicht wichtig wäre? Es ist ein lebenswichtiger Prozess. Atmen beeinflusst die Leistungsfähigkeit, die Stressresistenz, unsere Emotionen, Erneuerungsprozesse und den Säure-Basen-Haushalt. Wenn Sie auf ängstliche Situationen in Ihrem Leben zurückblicken, dann erinnern Sie sich vielleicht, wie sich Ihre Atmung bei Angst veränderte. Und je unbewusster wir sind, desto mehr verschlechtert sich die Atmung im Laufe des Lebens zu einer ungesunden Variante. Die meisten Menschen schöpfen ihre Lungenkapazität bei weitem nicht aus und sind daher nicht so leistungsfähig. Sie sind angstanfälliger und leichter gereizt.

Mit der folgenden kleinen Atemmeditation können Sie den Sauerstoffgehalt im Blut erhöhen und sich wieder an das tiefe und gesunde Atmen gewöhnen. Führen Sie diese Übung täglich zwei- bis dreimal für mindestens sieben Minuten durch. Halten Sie während dieser kleinen Meditation den kompletten Fokus auf Ihren Atem.

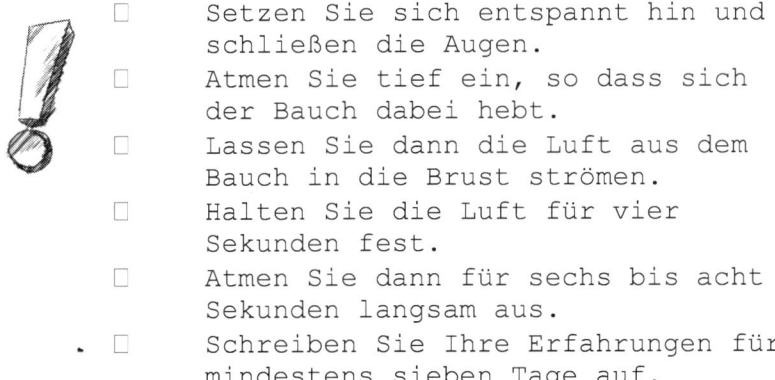

☐ Setzen Sie sich entspannt hin und schließen die Augen.

☐ Atmen Sie tief ein, so dass sich der Bauch dabei hebt.

☐ Lassen Sie dann die Luft aus dem Bauch in die Brust strömen.

☐ Halten Sie die Luft für vier Sekunden fest.

☐ Atmen Sie dann für sechs bis acht Sekunden langsam aus.

☐ Schreiben Sie Ihre Erfahrungen für mindestens sieben Tage auf.

4.8 Find yourself

„Wer sich selbst gefunden hat,
kann beginnen sich selbst zu lieben. Ein anderer nicht."
Robert D. Hülsmeyer

Selbstliebe ist ein Thema, welches immer mehr Aufmerksamkeit bekommt. Das liegt daran, dass viele Menschen zunehmend gestresster und gehetzter sind. Sie haben sich oft selbst verloren. Nun reicht es aber nicht, sich einzureden, dass man Selbstliebe verspürt. Denn lieben kann man sich nur selbst, wenn man sich in der Tiefe gefunden hat. Das ist bei weitem kein oberflächlicher Prozess, sondern es geht bis zur Quelle des eigenen Wesens.

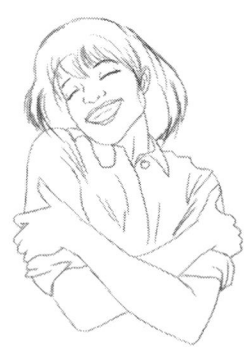

Der Mensch, der Sie heute sind, ist nicht unbedingt der, der Ihrem Wesen entspricht. Ich selbst mache seit Jahren Persönlichkeitsanalysen und dabei unterscheide ich immer das Wesen und die

Konditionierungen, also die übergestülpten und erlernten Persönlichkeitszüge. Durch meine Erfahrung habe ich gelernt, dass ein Mensch umso glücklicher ist, je mehr er sein eigenes Wesen verkörpert. Und das Wesen ist nicht veränderbar. Es ist der Schlüssel und der Code, wie Sie funktionieren. Wenn Sie den haben, kennen, akzeptieren und leben, dann ist das ganze Schauspiel beendet. Sie können zu dem Menschen werden, der Sie sein möchten.

Ich selbst bin von meinem Wesen her ein rebellischer, beharrlicher, aber auch feinfühliger und intuitiver Mensch. In meiner Kindheit hat man versucht, mir den Rebellen abzuerziehen. Man brachte mir bei, dass Gefühle nichts für starke Jungs sind und nur das richtig ist, was einem die Eltern, Lehrer oder Chefs sagen. Damit war die Katastrophe vorprogrammiert. Mein Unterbewusstsein hat gelernt, dass ich nicht in Ordnung bin. Somit habe ich mir eine Identität aufgebaut, die mich in den Burn-out und eine starke Depression getrieben hat. Heute kann ich dankbar darüber lachen. Aber damals war das ein harter Kampf. Vor allem, wenn man die Ursache gar nicht lokalisieren kann. Ich sollte etwas sein, was mir nicht entsprach und dem bin ich unwissend gefolgt. Als ich erkannte, wer ich wirklich bin und was mir entsprach, wurde alles sonnenklar und die Kritik anderer hat mich nicht mehr berührt. Ich entwickelte auch ein Verständnis dafür, dass sie gar keine Ahnung davon hatten, wie ich funktioniere.

Mittlerweile ist es ein Teil meiner Arbeit, die Menschen, die zu mir kommen, mit ihrem Wesen in Kontakt zu bringen. Oftmals erstelle ich 40- oder 50-seitige Beschreibungen und Skripte zu den Personen und gehe alles mit ihnen durch, damit sie einen lebenslang funktionierten Leitfaden haben, der exakt auf sie zugeschnitten ist. Alle Lebensthemen sind integriert. Dadurch passieren sprichwörtlich große Wunder.

Ich empfehle jedem Menschen daher, sich intensiv mit sich und seinem Wesen auseinanderzusetzen, nicht auf irgendwelche billigen Persönlichkeitstests zurückzugreifen, sondern einmalig zu einem Profi zu gehen, damit man eine Ausrichtung für sich und sein Leben bekommt, die zu einem passt. Denn die meisten Probleme und Ängste entstehen dadurch, dass wir uns selbst nicht kennen. Wenn Sie im Kontakt mit Ihrem Wesen sind, dann erfahren Sie, was Selbstliebe wirklich bedeutet.

4.9 Audioprogramme

„Der auditive Kanal des Menschen
führt direkt in die Tiefe des Seins. "
Robert D. Hülsmeyer

Gute Audioprogramme sind eine fantastische Möglichkeit, um sich auf dem Weg zur Angstfreiheit begleiten zu lassen. Für mich war es damals das wirksamste Werkzeug. Ich habe selbst für mich geführte Mental- und Meditationsprogramme entwickelt. Diese habe ich dann über ein Mikrofon in den Computer eingesprochen und fast täglich durchgearbeitet und gehört. Der Vorteil war, dass ich mich nicht um die Abläufe der einzelnen Übungen kümmern musste. Ich konnte nach innen gehen und mich auf meine Gefühle konzentrieren. Wenn man angespannt ist, sich Abläufe merken soll und dann noch auf die Gefühle achten muss, dann kann einen das überfordern. Daher wählte ich diesen Weg. Es gibt gute Autoren von Audioprogrammen, die ebenso ein großes Interesse an ihren Hörern haben. Dennoch muss ich auch vor den Programmen warnen, die viele unkontrollierte Botschaften an ihre Hörer senden. Oftmals geht es den Hörern dann schlechter und sie wissen nicht warum. Ich finde es ethisch sehr verwerflich, mit den Ängsten von Menschen zu spielen. Ein Audioprogramm ist natürlich kein Allheilmittel. Es kann maximal eine gute begleitende Unterstützung bei der Arbeit an sich selbst bieten. Viele meiner Klienten bekommen von mir ein ganz individuelles und auf sie abgestimmtes Audioprogramm, damit sie während der Sitzungen die Inhalte und Prozesse einfacher automatisieren können. Viele Klienten erzielen die erstaunlichsten Ergebnisse nach wenigen Anwendungen und manche brauchen etwas länger.

Vielleicht erinnern Sie sich noch an die Geschichte von mir, in der ich 2010 mit dem Rauchen aufhörte. Dort habe ich 20 Minuten lang eine Übung gemacht, die mich seitdem vom Rauchen befreite. Nun möchte ich Ihnen noch erzählen, was ich in diesen 20 Minuten gemacht habe. Genau dieses Muster können Sie ebenfalls auf Ängste anwenden.

Ich saß auf dem Sofa und machte mir Gedanken über mein Rauchverhalten. Dabei erinnerte ich mich an die erste Zigarette, die ich in meinem Leben geraucht hatte. Damals war ich 12 und versteckte mich mit einem Freund im Wald. Regelmäßig zündeten wir uns genüsslich eine Zigarette an und rauchten sie gemeinsam. Wenn ich zurückblicke, dann stelle ich fest, dass wir uns sehr viel Mühe geben mussten, um uns an das Rauchen zu gewöhnen. Es war ziemlich eklig. Wir fühlten uns auf der anderen Seite jedoch sehr erwachsen und reif. Obwohl niemand da war, haben wir uns von der Welt respektiert gefühlt. Mein Kumpel rauchte fortan regelmäßig weiter, während ich es wieder aufgegeben habe. Als junger Erwachsener, ich war bereits mit der Ausbildung fertig, hatte ich eine Freundin, die sehr dominant war. Sie versuchte mich ständig zu kontrollieren und korrigierte mich in allem, was ich tat. Zudem hasste sie Menschen, die rauchten. Irgendwann habe ich erkannt, dass wir keine Zukunft hatten und trennte mich von ihr. Das Erste, was ich tat, als ich in meine eigene Wohnung zog, war, mir eine Schachtel Zigaretten zu kaufen und wieder zu rauchen. Es fühlte sich so befreiend an. Wie damals im Wald, als wir noch ganz jung waren. Ich fühlte mich groß, erwachsen und reif. So viel zu der Erinnerung.

Ich saß also auf dem Sofa und stellte fest, dass ich immer aus einem ganz bestimmten Grund angefangen hatte zu rauchen. Ich wollte mich groß, erwachsen und reif fühlen. Daraus wurde irgendwann eine Gewohnheit. Dann kam mir die Frage, ob es nicht auch möglich wäre, sich so zu fühlen, ohne dafür rauchen zu müssen. Ich machte den Test. So entwickelte ich eine kurze Audiodatei. Damit führte ich mich selbst in eine Trance und stellte mir nochmal meine ganze Raucherhistorie vor. Mir wurde wieder klar, warum ich eigentlich rauchte. Dann stellte ich mir vor, dass ich mir genüsslich eine Zigarette anzündete, und daran zog. Ich atmete dabei ganz tief ein, als hätte ich tatsächlich eine Zigarette im Mund. Und dann passierte das Unglaubliche. Es stellte sich genau das gleiche Gefühl ein, als wenn ich wirklich an einer Zigarette ziehen würde. Ich fühlte mich groß, erwachsen und reif. Entspannung stellte sich ein. Ich fing laut an zu lachen. Mir wurde mit einem Mal klar, dass ich die ganze Zeit unbewusst glaubte, dass die Zigarette diese Gefühle in mir erzeugte. Dabei war ich es immer selbst. Ich wusste nur nicht, wie das geht. Seit diesem Tag bin ich rauchfrei und hatte nie wieder ein Verlangen danach. Was dann folgte, ist Geschichte. Ich habe dann für verschiedene Institutionen Raucherentwöhnungsprogramme angeboten und erfolgreich durchgeführt.

Es geht in diesem Buch nicht um das Thema Rauchen. Ich möchte Ihnen jedoch nochmal aufzeigen, wie primitiv unser Unterbewusstsein funktioniert und wie wir uns oft selbst hinter das Licht führen. Und in diesem Fall hat mir ein selbstaufgenommenes Audioprogramm dabei geholfen, in 20 Minuten komplett rauchfrei zu werden. Genauso können Audioprogramme auch bei Ängsten und Paniksituationen unterstützen. Denn es geht immer um Gedanken, Gefühle, Emotionen und Verhaltensweisen. Diese können in einer Trance oder Meditation oft wunderbar behandelt werden.

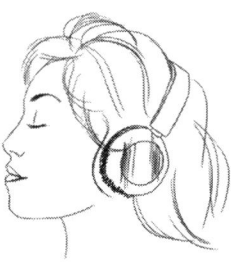

Speziell zu diesem Buch habe ich ein Audioprogramm entwickelt. Eigentlich wollte ich es separat anbieten. Ich habe mich aber entschlossen, es Ihnen zu schenken. Dieses Audioprogramm ist exakt auf Ängste, Panikattacken und Phobien ausgerichtet. Sie könnten es sich unter folgendem Link kostenfrei herunterladen. Separat kostet es 29,95 €. Für Sie als Leser oder Leserin dieses Buches ist es ein Geschenk aus vollem Herzen. Ich wünsche Ihnen viel Freude dabei.

https://www.rd-huelsmeyer.com/angst-wb

Kontakt für Fragen zum Buch, Inhalt oder Download des Audioprogramms:
robert@rd-huelsmeyer.com

Bitte schreiben Sie mir eine Mail an oben genannte Adresse, falls es Probleme beim Download geben sollte.

4.10 Source Code Therapy – Die Allzweckwaffe

„Die Quelle in Dir ist der Schlüssel zu einer erfolgreichen Therapie."
Robert D. Hülsmeyer

Wie schon erwähnt habe ich in all den Jahren meiner eigenen Angst und Panik viele Methoden, Techniken und Therapien ausprobiert. Doch immer gab es irgendetwas, was nicht mehr zeitgemäß war, nicht von Dauer geholfen hat oder überhaupt nicht funktionierte. Dadurch, dass ich mich schon immer für Menschen, Psychologie und das Leben interessiert, viel studiert und ausprobiert habe, entschloss ich mich, ein Werkzeug zu entwickeln aus den Dingen, die funktionierten.

Und daraus ist die Source Code Therapy entstanden. Die Source Code Therapy ist eine fantastische Coaching-Methode, um nicht nur Ängste und Panik in den Griff zu bekommen, sondern auch sämtliche andere psychische und mentale Herausforderungen zu meistern. Als ich erkannte, dass viele Probleme, die ein Mensch haben kann, immer mit Gedanken, Gefühlen oder Emotionen zusammenhängen, war mir klar, dass ich genau dort ansetzen muss.

Natürlich ist es so, dass in diesem Buch nicht der Raum ist, Sie komplett in der Source Code Therapy auszubilden. Das ist auch nicht Sinn und Zweck dieses Buches. Aber ich möchte Ihnen einmal die wesentlichen Schritte näherbringen, da ich mir sicher bin, dass Sie dadurch ein tieferes Verständnis für eine Kurzzeittherapie entwickeln und gleichzeitig einen wundervollen Ansatz für sich selbst sehen können. Eine der vielen Source Code Varianten hat 10 Schritte, die ich Ihnen im Folgenden kurz erläutere.

Schritt 1: Vertrauen aufbauen
In diesem Schritt ist es ganz wichtig, dass Sie das Gefühl von Vertrauen erzeugen. Das können Sie tun, indem Sie sich an eine Situation aus Ihrer Vergangenheit erinnern, in der Sie maximales Vertrauen verspürt haben. Und genau dieses Gefühl sollten Sie immer zu Beginn einer Therapie oder eines Coachings mitbringen. Wenn Sie dieses Gefühl nicht automatisch haben, dann sollten Sie es über einen anderen Weg produzieren. Zum Beispiel genauso wie ich Ihnen das eben geschildert habe. Sie stellen sich eine Situation aus Ihrer Vergangenheit vor, in der

Sie maximales Vertrauen verspürt haben.

Und genau dieses Gefühl nehmen Sie mit in die nächsten Schritte.

Schritt 2: Das Ziel festlegen

Was jetzt so einfach klingt, ist in der Tat für viele gar nicht so simpel. Denn oftmals wissen Menschen nicht, was sie wollen. Und genau darum geht es hier. Machen Sie sich zuallererst bewusst, was Sie stört und um welches Angstgefühl es Ihnen wirklich geht. Beschreiben Sie dieses Gefühl so exakt wie möglich. Wo sitzt es in Ihrem Körper? Was bewegt sich dort? Welche Symptome werden ausgelöst? Berücksichtigen Sie all die Punkte, die ich Ihnen bei den Angstauslösern mit auf den Weg gegeben habe, und die Sie in ihrem Selbsttest analysiert haben.

Nun machen Sie den Shift. Jetzt geht es darum, sich die Frage zu beantworten, wie Sie sich stattdessen fühlen möchten. Wenn Sie Angst vor Ablehnung haben, dann ist selbstverständlich, dass Sie diese Angst nicht mehr haben möchten. Aber wie möchten Sie sich zukünftig in den Situationen fühlen, wo Sie bisher diese Ablehnung hatten? Versuchen Sie, an dieser Stelle bitte so präzise wie möglich zu sein. Und dann stellen Sie sich einfach drei Situationen hintereinander vor, in denen Sie sich schon einmal genauso gefühlt haben. Beschreiben Sie das Gefühl so exakt wie möglich. Wo sitzt es in Ihrem Körper? Was bewegt sich dort?

Wenn Sie das haben, dann stellen Sie sich bitte einmal in Ihrem Raum eine große Lichtkammer vor. Ich nenne sie die Power Box. Diese Power Box sollte so groß sein, dass Sie sich nachher hineinstellen können. Und jetzt projizieren Sie genau dieses positive Gefühl aus den drei Wunschsituationen in die Box hinein. Stellen Sie sich vor, wie dieses Gefühl oder die Energie des Gefühls aus Ihnen herausströmt und in die Power Box hineingeht, dort gespeichert und konserviert wird. Sobald Sie spüren, dass Ihr Gefühl schwächer wird, ist genau das Ihr Signal, um zum nächsten Schritt zu gehen.

Schritt 3: Die Hindernisse bewusst machen

In vielen Therapie- oder Coachingmethoden wird häufig missachtet, dass auf jedem Weg irgendwelche Hindernisse auftreten können und wahrscheinlich auch werden. Das führt in der Regel dazu, dass viele Menschen sich ein gedankliches Luftschloss bauen und letztlich daran scheitern, dass sie die Erwartung hatten, alles würde reibungslos laufen.

Das Leben steckt aber voller Herausforderungen und deswegen ist dieser Schritt so wichtig. Machen Sie sich also jetzt bewusst, welche Hindernisse auftreten können. Dabei müssen Sie sich nicht in irgendwelche Horrorszenarien hineinsteigern, sondern einfach nur auflisten, welche Hürden Sie auf Ihrem Wege erwarten können. Und dann treffen Sie eine Entscheidung. Sie treffen die Entscheidung, dass Sie all diese Hürden nehmen werden. Sie gehen einfach hindurch oder um diese Hindernisse herum. Egal, was kommt. Wenn Sie das in der richtigen Intensität machen, dann werden Sie möglicherweise auch das Gefühl von einer starken Durchsetzungskraft spüren. Wenn dem so ist, dann stellen Sie sich wieder die Power Box vor und projizieren genau wie im vorherigen Schritt dieses Gefühl von Durchsetzungskraft in die Power Box. Es strömt aus Ihnen heraus, geht direkt in die Box, wird dort gespeichert und konserviert. Und vielleicht können Sie sich vorstellen, wie sich beide Gefühle aus Schritt 2 und aus diesem Schritt miteinander verbinden und noch stärker werden. Sobald Sie spüren, dass dieses Gefühl schwächer wird, ist es genau wieder Ihr Signal, um zum nächsten Schritt zu gehen.

Schritt 4: Begierde und Berührtheit erzeugen

Viele Menschen wissen tatsächlich nur, was sie nicht wollen. Sie wissen aber nicht, was sie wollen und warum. Um jedoch in die richtige Frequenz zu kommen, Erfolge zu erzielen, Ängste abzubauen oder schwierige Schritte zu gehen, ist es erforderlich, dass wir ein Gefühl von Begierde und emotionaler Berührtheit erzeugen. An dieser Stelle sollten Sie sich die Frage beantworten, warum Sie sich unbedingt so fühlen möchten, wie Sie es in Schritt 2 definiert haben. Einfache Antworten reichen hier nicht aus. Mit einfachen Antworten meine ich Sätze wie: „Damit es mir besser geht oder damit ich nicht mehr so leiden muss." Das sind Gedanken des Mangels. Und Mangel ist eine Frequenz, die nur noch mehr Mangel erzeugen wird. Wir brauchen also einen emotionalen Grund, der uns so berührt und Begierde erzeugt, dass wir es kaum erwarten können, endlich loszulegen und unser Ziel zu erreichen. Mein großer emotionaler Grund ist zum Beispiel meine unternehmerische Vision, dass ich möglichst vielen Menschen helfen werde, ein glückliches und zufriedenes Leben führen zu können. Der Gedanke daran berührt mich so sehr, dass ich manchmal nachts nicht schlafen kann, weil ich so viel Energie habe, die ich in die Welt bringen möchte. Machen Sie sich in diesem Schritt exakt bewusst, warum Sie das wirklich wollen.

Wenn Sie dann das Gefühl von Berührtheit und Begierde erzeugt haben, gehen Sie wieder genauso vor wie in Schritt 2 und Schritt 3. Sie nehmen das Gefühl und projizieren es in Ihre Power Box.
Sobald Sie spüren, dass dieses Gefühl wieder etwas schwächer wird, ist das Ihr Signal, um zum nächsten Schritt zu gehen.

Schritt 5: Worst-Case-Szenario
Stellen Sie sich bitte vor, was passieren würde, wenn Sie Ihr gewünschtes Ergebnis niemals erreichen würden. Welche Auswirkungen hätte das für Ihr Leben und für das Leben von anderen Menschen, die Ihnen wichtig sind? Und welche Auswirkungen hätte das für die Welt? Denn eins ist klar, je besser es Ihnen geht, desto besser geht es auch Ihrem Umfeld und der Welt. Doch was ist, wenn das alles niemals eintritt? Ich möchte, dass Sie sich diesen Gedanken ganz bewusst machen. Bauen Sie dann eine vollkommene Ablehnung dagegen auf. Sie müssen diesen Gedanken wirklich eklig finden. Es muss das Gefühl entstehen, dass dieser Fall niemals eintreten wird. Sie brauchen eine hundertprozentige Entschlossenheit, nicht zuzulassen, dass dieser Fall jemals eintritt. Erzeugen Sie also das Gefühl von: „Ich schaffe es hundertprozentig". Dieses Gefühl nehmen Sie jetzt wieder und projizieren es auch in Ihre Power Box. Genauso wie im Schritt 2, 3 und 4. Sobald Sie spüren, dass dieses Gefühl wieder etwas schwächer wird, ist das Ihr Signal, um zum nächsten Schritt zu gehen.

Schritt 6: Energien bündeln, verstärken und eintauchen
Stellen Sie sich nun bitte einmal vor, wie sich die vier Gefühle aus den Schritten 2 bis 5 in der Power Box miteinander vermischen. Sie vermischen sich farblich miteinander und werden zu Ihrer Lieblingsfarbe. Jetzt projizieren Sie bitte gedanklich ein Symbol in die Kammer, welches Ihnen und dem Prozess, den Sie gerade durchleben, entspricht. Jetzt können Sie aufstehen und sich in diese Power Box hineinstellen. Wenn Sie alles richtig gemacht haben, dann werden Sie spüren, dass sich in Ihrem Körper etwas verändert. Tanken Sie sich mit der Energie, die Sie jetzt wahrnehmen, einmal vollkommen auf. Nehmen Sie sich ausreichend Zeit dafür. Laden Sie sich richtig auf. In dieser Power Box ist nun alles, was Sie sich für diesen Prozess gewünscht haben. Stellen Sie sich gerne auch eine kleine Ampel vor, die aktuell noch auf Rot steht und die, sobald Sie völlig aufgetankt sind, auf Grün springt. Das ist dann Ihr Signal, um zum nächsten Schritt zu gehen.

Schritt 7: Die Reise zum Source Code

Jetzt kommen wir zu einem sehr spannenden Teil. Wir machen die Reise zum Source Code. Was bedeutet das? Der Source Code eines Menschen ist der Ursprung, sozusagen die Quelle. Es ist der Zustand, den wir Menschen haben, wenn wir tatsächlich wir selbst sind und nicht von irgendwelchen Konditionierungen beeinflusst werden. Stellen Sie sich ein kleines Baby vor. Es befindet sich in einem Alter, in dem es noch nicht sprechen kann und nicht wirklich denkt. Das Baby liegt nur da und nimmt wahr, was gerade ist. Und genau zu diesem Zustand möchte ich Sie hinführen. Denn genau das ist der Zustand, den wir brauchen, damit Veränderung in Lichtgeschwindigkeit möglich werden kann. Sie wissen mittlerweile, dass Gedanken Gefühle und Emotionen sich miteinander vernetzen. Aus diesem Grund ist es auch logisch, dass hinter jedem Gefühl, das wir fühlen, noch ein anderes steckt. Und manchmal sind es sechs, sieben oder acht Stationen, die hinter dem Gefühl stecken, was wir gerade fühlen. Dahinter verbirgt sich dann das sogenannte Urgefühl oder, wie ich es nenne, „der menschliche Source Code". In schwierigeren Fällen können es auch noch mehr Stationen sein. Das spielt aber keine Rolle. Wichtig ist, dass wir möglichst schnell den Zustand des Source Code erreichen. Denn das ist die Basis für die nächsten Schritte. Starten wir ...

Setzen oder legen Sie sich hin und schließen dabei Ihre Augen. Gehen Sie zurück in das störende Gefühl, welches Sie im Schritt 2 benannt haben. Möglicherweise handelt es sich hierbei Ihre Angst, die Sie auflösen möchten. Machen Sie sich an dieser Stelle bewusst, wo Sie dieses Gefühl im Körper spüren. Nun ist es wichtig, dass Sie dieses Gefühl nicht bewerten, nicht beurteilen, sondern nur beobachten und nicht verändern. Wenn bis hierhin alles richtig gelaufen ist, dann können Sie Ihrem Unterbewusstsein Fragen stellen und es wird entsprechend antworten. Rechnen Sie aber bitte nicht damit, dass Ihr Unterbewusstsein Ihnen verbal antwortet. Es wird mit einem Gefühl antworten. Die Frage, die Sie jetzt Ihrem Unterbewusstsein stellen, ist:

„Welches Gefühl kommt, wenn Du erreicht hast, was Du erreichen möchtest?"

Hierbei ist es wichtig, dass Sie tatsächlich Ihr Unterbewusstsein befragen und nicht sich selbst oder Ihren Verstand. Sie merken den Unterschied darin, dass Ihr Unterbewusstsein einfach mit einer Veränderung des Gefühlszustandes antworten wird.

Irgendetwas in Ihrem Körper verändert sich jetzt. Es ist nämlich so, dass jedes Gefühl einen wichtigen Hintergrund hat. Wenn Sie zum Beispiel die Angst vor Ablehnung haben und Ihrem Unterbewusstsein die Frage stellen, dann kann es sein, dass auf einmal ein Gefühl von Peinlichkeit, Kleinheit oder Wut auftritt. Das ist das, was hinter Ihrer Angst steckt. Sie lassen sich aber wieder nicht auf irgendwelche Bewertungen oder Interpretationen ein, sondern stellen Ihrem Unterbewusstsein erneut die Frage:

„Welches Gefühl kommt, wenn Du erreicht hast, was Du erreichen möchtest?"

Wenn alles richtig läuft, dann stellen Sie erneut fest, dass sich Ihr Gefühl wieder verändert. Vielleicht kommt eine Traurigkeit, eine Lähmung, Enttäuschung oder auch etwas anderes zum Vorschein. Lassen Sie es einfach zu. Bleiben Sie für einen Moment bei diesem Gefühl. Vielleicht für 15 bis 20 Sekunden. Dann stellen Sie erneut die Frage. Es taucht wieder ein anderes Gefühl auf. In diesem Prozess können starke Gefühlsschwankungen auftreten. Das ist ganz normal und gewollt. Manchmal kommen Glücksgefühle, manchmal sind es negative Emotionen. Lassen Sie alles da sein und durchleben Sie es immer für ein paar Sekunden. Machen Sie diesen Prozess bitte solange, bis die Prozesskette komplett durchlebt ist. Sie merken das Ende der Kette daran, dass es innerlich sehr hell wird und sich ein wohlig warmes Gefühl von absoluter Harmonie und Leichtigkeit einstellt. Wenn ich diesen Prozess selbst durchlebe, dann kommt bei mir am Ende meist das Gefühl „vom Wasser getragen zu werden" und es ist so, dass nichts mehr wichtig ist für diesen Moment. Es zeigt sich jedoch bei jedem Menschen auf eine individuelle Art und Weise. Wenn Sie dort angelangt sind, dann genießen Sie diesen Zustand, solange es geht. Viele meiner Klienten oder Ausbildungsteilnehmer haben sich seit vielen Jahren nicht mehr so wohl und von der Welt geliebt gefühlt wie in diesem Moment. Das liegt daran, dass dieses Urgefühl vom alltäglichen Leben zugeschüttet wurde. Dabei ist es unser normalster Zustand. Vergegenwärtigen Sie sich jetzt zum Abschluss dieses Schrittes Ihr Urgefühl und projizieren es ebenfalls in Ihre Power Box. Sie wissen mittlerweile, wie das funktioniert. Dann steigen Sie nochmal in Ihre Box ein und laden sich mit den ganzen kraftvollen Gefühlen richtig auf. Ihnen erscheint wieder eine rote Ampel, die auf Grün springt, sobald Sie vollkommen aufgeladen sind. Wenn Sie so weit sind, dann gehen Sie zum nächsten Schritt.

Schritt 8. Veränderung der Sinnesqualitäten
In diesem Schritt geht es darum, Ihre Wahrnehmung bezogen auf Ihr Problem, Ihre Angst oder Panik zu verändern, sofern es noch notwendig ist. Bei vielen meiner Klienten ist die meiste Arbeit an dieser Stelle bereits getan. Dennoch praktiziere ich diesen Schritt jedes Mal.

Setzen oder legen Sie sich hin und schließen für einen Moment die Augen. Wenn Sie dann an Ihre Angst, Panik oder Ihr Problem denken, dann stellen Sie sich bitte gleichzeitig die Frage, welche inneren Bilder jetzt hochkommen, die immer noch an Emotionen gebunden sind. Nehmen Sie sich ein Bild vor und schauen es sich innerlich genau an. Wie sieht es aus? Welche Farben können Sie sehen? Schauen Sie es sich ganz genau im Detail an. Und jetzt stellen Sie sich vor, dass das Bild schwarz-weiß wird. Sie haben also keine Farben mehr im Bild. Beobachten Sie dabei Ihr Gefühl, wie es sich verändert. Dann gehen Sie weiter und stellen sich vor, wie das schwarz-weiße Bild anfängt zu flackern. Achten Sie wieder auf Ihr Gefühl. Wie verändert es sich? Drehen Sie das Bild um 180 Grad auf den Kopf. Achten Sie wieder auf ihr Gefühl. Wie verändert es sich? Machen Sie das Bild jetzt klein wie eine Briefmarke. Nehmen Sie dann die Briefmarke und kleben sie auf einen Briefumschlag oder ein Paket und schicken es weg. Wie fühlen Sie sich jetzt, nachdem Sie diesen Prozess einmal durchlaufen haben, im Vergleich zu vorher? Im Normalfall dürften Sie schon einen deutlichen Unterschied verspüren. Schauen Sie sich bitte noch mal in Gedanken das farbige Bild an und bewerten, ob sich das Gefühl zu dem farbigen Bild verändert hat. Die meisten meiner Klienten bemerken bereits beim ersten Durchlauf eine deutliche Veränderung. Damit aber nicht genug. Sie gehen diesen Prozess noch einige Male gedanklich durch, so dass Sie zu diesem farbigen Bild, das zuvor emotional negativ aufgeladen war, ein positives oder neutrales Gefühl bekommen. Wenn Sie das erledigt haben, dann können Sie sich dem nächsten auftretenden inneren Bild widmen und das gleiche vollziehen. Das machen Sie so lange, bis keine negativ besetzten Bilder mehr auftreten und alles neutralisiert ist.

Schritt 9. Der Blick aus der Power Box
Jetzt ist der Zeitpunkt gekommen, an dem wir überprüfen wollen, inwieweit das Problem, die Angst oder Panik noch besteht. Dafür müssen Sie jetzt nichts weiter tun, als sich wieder in die Powerbox zu stellen. Laden Sie sich auf und stellen sich danach vor, wie Ihr Problem, Ihre Angst oder Panik direkt vor Ihnen steht. Wenn Sie also Höhenangst

haben, dann stellen Sie sich vor, dass Sie in der Powerbox sind, ummantelt und geschützt und auf einem Berg stehen. Wenn Sie Angst vor einer bestimmten Person haben, dann stellen Sie sich vor, wie Sie umhüllt vor dieser Person stehen. Je nachdem, um was es Ihnen in diesem Source Code Prozess ging, stellen Sie sich das Problem, die Angst oder die Panik bildlich noch einmal vor und beobachten dabei Ihr Gefühl. Wenn es Ihnen so geht wie den meisten Menschen, die mit dieser Methode arbeiten, dann dürften Sie feststellen, dass sich Ihr Gefühl, Ihre Angst oder Ihre Panik deutlich verändert haben. Sollte dem nicht so sein, dann wiederholen Sie den gesamten Prozess noch einmal.

Schritt 10. Positive Erfahrungen im Alltag
Natürlich ist es sehr schön, wenn wir während einer Therapie oder eines Coachings ein so wundervolles Erfolgserlebnis verspüren. Wichtig ist jedoch die Nachhaltigkeit und dass dieses Gefühl zu einem festen Programm in uns wird. Bei den meisten Menschen ist es tatsächlich so, dass dieses Programm an dieser Stelle bereits besteht. Je nachdem, welche Eingangsvoraussetzungen Sie mitgebracht haben, kann es jedoch sein, dass Sie im Alltag noch kleine Unsicherheiten verspüren. Um diesen kleinen Unsicherheiten entgegenzuwirken, ist es wichtig, dass wir auch im Alltag positive Erfahrungen machen. Denn dadurch festigt sich das neue Gefühl und das neue Verhalten. Das bedeutet für Sie, dass Sie in diesem zehnten Schritt Ihren Mut zusammennehmen und sich den Situationen stellen, vor denen Sie vorher Angst oder Panik hatten. Die neuen Erfahrungen, die Sie machen werden, sorgen dann dafür, dass Sie das Gelernte noch besser verfestigen und vernetzen. Sollten Sie jedoch noch unzufrieden mit Ihrem Gefühl sein, dann kann es hilfreich sein, den Source Code Prozess zu wiederholen.

Dies war jetzt ein kleiner Einblick in eine Variante der Source Code Therapy, die ich typengerecht in mehreren Varianten entwickelt habe. Damit können Sie jetzt schon arbeiten, wenn Sie möchten. Mehr Informationen zur Source Code Therapy erhalten Sie unter:

https://www.rd-huelsmeyer.com/angst-sct

Reflexionsfragen:

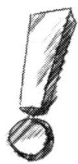

- ☐ Welche Erfahrungen habe ich mit den Methoden gemacht?
- ☐ Welche Methoden haben mir geholfen?
- ☐ Welche Methoden sind nichts für mich?

5.0 Interview mit Dr. Rahasya Kraft

„Entdecke, wer Du wirklich bist. Entdecke, dass das, was jeder Mensch sucht, nämlich Freude, Erfüllung, Liebe, Frieden und Zusammengehörigkeit, bereits in dir ist."
Dr. Rahasya Kraft

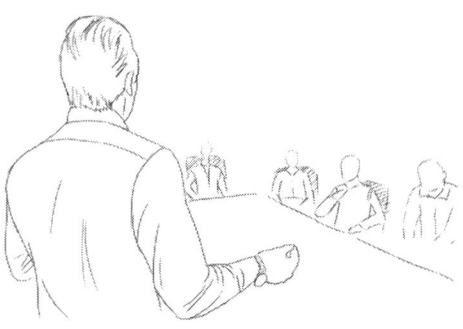

W ie es im Leben so ist, begegnet man auf seiner Reise oft den Menschen, die für einen richtig sind, um den nächsten Entwicklungsschritt zu gehen. Einer dieser wundervollen Begegnungen für mich war vor vielen Jahren Dr. Rahasya Kraft.

Er ist Arzt, spiritueller Lehrer und Autor. Seit mehr als 40 Jahren arbeitet er weltweit mit Menschen und ist in seinen Kreisen ein wahrer Meister. Größen wie Anthony Robbins kommen mit dem Helikopter zu ihm geflogen, um mit ihm Abend zu essen.

1980 traf Dr. Rahasya Kraft seinen eigenen Lehrmeister, der sein Leben revolutionierte und ihn zu einem tieferen Verständnis des Lebens führte. Es war kein Geringerer als Osho. Nachdem Rahasya acht Jahre als Allgemeinmediziner praktizierte, wurde er in Deutschland, Frankreich, den USA und Indien als Therapeut ausgebildet. 10 Jahre hat er an der Osho Multiversity in Indien als spiritueller Lehrer gearbeitet und war später Direktor der Osho School of Mysticism. Rahasyas Lehre ist einfach, tiefgreifend und zutiefst transformativ. Derzeit lebt er in Australien und teilt weltweit seine Liebe, seinen Humor, sein Licht und seine Einsichten in Kursen, Workshops und Retreats.

Als ich dieses Buch fertig geschrieben hatte, kam mir eine Eingebung. Ich schrieb Dr. Rahasya Kraft eine WhatsApp-Nachricht und berichtete ihm von diesem Buchprojekt. Dabei fragte ich ihn, ob er bereit wäre, in einem Interview seine tiefgreifende Sichtweise zum Thema Angst und Panik mit den Lesern zu teilen. Er sagte sofort begeistert zu. Daher dürfen Sie gespannt sein. Sie erhalten jetzt das vollständige Interview mit Dr. Rahasya Kraft und erfahren, wie auch er Angst und Panik in eine Körpersensation verwandelt.

Lieber Rahasya, Du hast in Deinem Leben bereits so viel erlebt und erfahren. Wenn wir alle Lehrbücher und Wissenschaften mal an die Seite legen und Deine Erfahrung hernehmen, was würdest Du sagen, ist die Angst wirklich?

Dr. Rahasya Kraft: Angst ist zunächst etwas ganz Wundervolles. Es ist ein perfekt eingebautes biologisches System, was den Körper auf Flucht, Abwehr oder Schockstarre vorbereitet. Es ist ein eingebauter Überlebensmechanismus. Denn das Leben möchte sich immer selbst erhalten. So funktioniert die ganz natürliche Angst.

Auf der anderen Seite haben heute leider sehr viele Menschen Ängste, die mit der Realität und dem Überleben nichts zu tun haben. Es fängt mit einem unbewussten Gedanken an. Der Körper kennt den Unterschied zwischen der Realität und einem unbewussten Gedanken nicht. Das bedeutet, dass in so einem Moment unser körperliches Leben gar nicht bedroht ist, sondern die Definition von uns selbst ist bedroht. Es geht also um das, was wir denken, wer wir sind. Bis wir entdeckt haben, wer wir wirklich sind, werden wir diese unbewusste Identifizierung mit etwas Fiktivem immer als herausfordernd empfinden. So ist diese Form von Angst eine Reaktion des Körpers auf einen Gedanken. Nichts weiter. Dann passieren häufig Dinge, die gar nicht notwendig sind, weil wir unbewusst glauben, dass unser Leben bedroht ist. Dabei ist es das gar nicht. Wenn wir sehr unbewusst sind, dann entwickeln wir in solchen Momenten verschiedene Strategien, um die Angst zu umgehen oder ihr auszuweichen. Das kann aber nicht funktionieren.

Wie bist Du denn selbst in Deinem Leben mit Ängsten umgegangen, die aus unbewussten Gedanken entstanden sind?

Dr. Rahasya Kraft: Für mich war Angst einer der größten Lehrmeister. Ich war ein sehr ängstliches Kind und hatte praktisch vor allem Furcht. Mein Vater hingegen war komplett anders. Er glaubte nicht an Angst. Heute kann ich sagen, dass das mein Glück war, denn wo immer ich Angst hatte, da hat er mich reingeschickt. Wenn ich Angst hatte, ins Wasser zu springen, dann hat er mich ins Wasser springen lassen. Wenn ich Angst hatte irgendwo hochzuklettern, dann hat er mich da rauf geschickt. So habe ich sehr früh erfahren, dass Angst ein körperliches Phänomen ist, was unkontrolliert kommt, aber auch weggeht, wenn ich nicht davor weglaufe.

Wenn Dir jemand sagt: „Hab doch keine Angst", dann kommt noch viel mehr Angst, da man diesem körperlichen Phänomen Widerstand leistet. Es entsteht ein Gegenwiderstand. Die Angst ist schlau. Sie lässt sich nicht wegdrängen. Wenn man die Angst nicht haben will, dann wird sie stärker bis hin zur Panik.

Das heißt, dass es wichtig ist, sich mit seinen Ängsten auf eine ganz bestimmte Art auseinanderzusetzen?

Dr. Rahasya Kraft: Ja, genau. Das hängt natürlich von dem Bewusstseinszustand der Person ab. Wenn Angst und Bewusstsein gleichzeitig da sind, dann ist die Angst nichts weiter als eine körperliche Sensation. Die Zellen zittern, es wird kalt, man beginnt zu schwitzen oder der Hals zieht sich zu. Viele Menschen haben gelernt, darauf mit Ablehnung zu reagieren. Wenn wir nun aber bewusst in diese Erfahrung gehen und wie ein Wissenschaftler beginnen zu untersuchen, was gerade passiert, erfahren wir ein neues Phänomen. Wenn nur noch die Angst da ist und wir mit vollem Bewusstsein in sie eintauchen, dann wird es auf einmal still. Die Angst ist nicht mehr da. Und dieses Erlebnis ist fantastisch. Das funktioniert natürlich nicht als Strategie oder Technik, sondern nur, wenn wir bereit sind, absolut eins mit den ganzen Phänomenen zu werden.

Was passiert denn, wenn ein Mensch noch nicht dieses Bewusstsein hat und seine Ängste unterdrückt oder ihnen ausweicht?

Dr. Rahasya Kraft: Dann ist es tatsächlich so, dass die Angst stärker wird. Man wird unsicherer und kreiert eine ängstliche Identität. Das führt dann dazu, dass Angst zu einer Gewohnheit wird und wir als Widerholungstäter automatisch und unbewusst immer wieder Situationen schaffen, die uns erneut Angst machen.

Mein älterer Bruder hat mich als Kind sehr häufig Angsthase, Schisser oder Seidenhäschen genannt. Als Kind kann es dann sein, dass man beginnt, sich selbst infrage zu stellen. Man hat vielleicht das Gefühl, dass irgendetwas falsch ist mit uns. Ich selbst hatte auf einmal Angst vor anderen Menschen, vor ihrem Urteil und ihren Meinungen. Wenn wir die Angst auf etwas im Außen projizieren, z.B. auf andere Personen und daraus unsere Identität, also unser Zuhause gemacht haben, dann rufen wir immer wieder Situationen von Angst hervor. Das führt dann soweit, dass wir möglicherweise sogar krank werden. Mit sechs Jahren hatte ich selbst schon ein Magengeschwür, weil ich glaubte, die Situationen kontrollieren zu müssen. Das, was wir abwehren, rufen wir aber automatisch immer wieder hervor.

In den Medien werden Frauen häufig als Opfer der männlichen Begierden dargestellt. Sie sollen daher abends nicht mehr auf die Straße gehen. Das macht vielleicht Sinn, aber das Schwierigste dabei ist die Angst, die vom Verstand ausgelöst wird. Der Verstand zeigt einem einen Horrorfilm und der Körper glaubt diesem. Das geht dann so weit, dass Menschen nicht mehr auf die Straße wollen.

Wenn wir in die Lehrbücher schauen, dann gibt es hunderte von verschiedenen Ängsten, bei denen einem schon angst und bange wird, wenn man das liest. Gibt es aus Deiner Sicht ein Gedankenkonstrukt, welches sich im Menschen abspielt, auf das alle Ängste zurückzuführen sind?

Dr. Rahasya Kraft: Ganz klar. Es hat immer mit der Identifizierung zu tun. Es hat etwas damit zu tun, woraus wir ein Gefühl des Selbst kreieren. Das fängt schon im Kindesalter an. Erst haben einen die

Eltern furchtbar lieb. Dann macht man irgendetwas in ihren Augen falsch. Auf einmal sind wir böse. Wenn uns das Außen sagen kann, wer wir sind, dann fangen wir an, nicht böse sein zu wollen, weil wenn wir böse sind, dann werden wir nicht geliebt und wenn wir nicht geliebt werden, dann können wir nicht überleben. Tatsächlich geht es aber gar nicht um das, was wir wirklich sind, sondern nur um die Identität, von der wir glaubten, dass wir das sind. Wir stellen fest, dass wir nicht bedingungslos geliebt werden. Und dadurch versuchen wir so gut wie möglich zu sein. Wenn das aber nicht klappt oder zu anstrengend ist, dann schwenken viele Menschen um. Sie versuchen, auf einmal so schlecht wie möglich zu sein. Hauptsache, man hat eine Definition von sich selbst.

Die Eltern sagen uns nicht, dass sie uns lieben, wenn wir gerade ein Glas heruntergeschmissen haben und die Scherben nicht aufsammeln wollen. So entsteht die Angst, nicht okay zu sein. Denn wenn wir nicht okay sind, dann werden wir nicht geliebt. Und wenn wir nicht geliebt werden, dann stirbt unsere Definition von uns selbst. Der Körper unterscheidet dann nicht zwischen einem unbewussten Gedankenkonstrukt und der Realität. Daher reagiert der Körper mit Angst, obwohl die Bedrohung nicht real ist. Die ganzen definierten Ängste sind somit nichts anderes als verschiedene Gedankenkonstrukte. Mehr ist es nicht.

Lieber Rahasya. Viele Menschen sprechen davon, dass sie häufig Panikattacken bekommen. Wie entsteht denn aus Angst eine Panik?

Dr. Rahasya Kraft: Viele Menschen beginnen irgendwann Angst davor zu bekommen, dass sie Angst bekommen könnten. Wenn die Angst vor der Angst zu stark wird, dann entsteht ein Kreislauf von Gedanken und Körperreaktionen. Dieser zieht einem dann den Boden unter den Füßen so weg, dass man alles nur noch durch den Filter der Angst, oder durch die Brille der Bedrohung sieht. Das ist Panik. Und aus Panik kann man die schlimmsten Sachen machen, ohne bewusst zu merken, was man da gerade tut.

Wenn nun jemand in so einer akuten Paniksituation ist, was kann er selbst für sich tun, um den Boden unter den Füßen wieder zu spüren?

Dr. Rahasya Kraft: Ich sehe sehr gute Chancen, wenn jemand lernt die Aufmerksamkeit von den Gedanken in den Körper zu lenken. Damit unterbricht man den Kreislauf von Gedanken und Körperreaktionen.

Das muss man jedoch in Situationen lernen, bevor die Panikattacke kommt. Idealerweise übt man das in einem sicheren Rahmen immer wieder, damit es auch in akuten Paniksituationen automatisch funktioniert. Man stellt dann zunehmend fest, dass gar keine Panik mehr entsteht. Es ist wie eine kleine Körpermeditation. Man erlaubt dem Körper bewusst zu erleben, was er gerade erfährt. Die meisten Menschen nehmen ihrem Körper jedoch die Erfahrung und deswegen dreht sich bei den meisten Menschen immer alles im Kreis. Wenn man sich mit der Panik identifiziert, dann ist man nicht bewusst. Und durch die kleine Körpermeditation kann man diesen Kreis wunderbar unterbrechen.

Es gibt auch Situationen, wo jemand vielleicht den Weg aus seiner Angst nicht alleine herausfindet. Wann würdest Du jemandem empfehlen, sich Hilfe zu holen?

Dr. Rahasya Kraft: Wenn das Leiden den Großteil des Alltages übernimmt und man mit guten Ratschlägen, Selbsthilfebüchern oder geführten Audioprogrammen nicht weiterkommt. Grundsätzlich kann ich jedem empfehlen, der an seinem Inneren interessiert ist, die Reise zu sich selbst zu beginnen oder fortzuführen. Wenn man alleine den Weg nicht findet, dann ist es niemals eine Schande sich unterstützen zu lassen.

Was hältst Du von den klassischen Therapieformen wie Verhaltenstherapie, Traumatherapie, Hypnosetherapie?

Alles ist hilfreich, wenn es die entsprechende Person mindestens einen Schritt weiterbringt. Jeder muss aber tatsächlich für sich schauen, was in welcher Situation am besten wirkt. Denn jede Therapieform hat auch Limitierungen. Manche Therapieformen helfen der einen Person und bei der anderen Person verursachen sie weitere Traumata. Es gibt da keine Grundregel. Aber je mehr Erfahrung man mit verschiedenen Therapieformen hat und je flexibler ein Therapeut ist, umso schneller und einfacher kann sich der Erfolg einstellen.

Wie stehst Du zu Medikamenten wie Psychopharmaka? Wann macht es Sinn, darauf zurückzugreifen?

Dr. Rahasya Kraft: Ich habe immer wieder in Kursen oder Einzelsitzungen Menschen, die solche Medikamente nehmen. Mein

Ansatz war es immer, in die Richtung zu arbeiten, die Medikamente so schnell wie möglich loszuwerden. Aber in manchen Situationen, wenn z.B. jemand suizidgefährdet ist, dann kann es hilfreich sein, um diese akute Gefahr zu überbrücken.

Ganz ehrlich gesagt finde ich es jedoch einen völligen Irrsinn, wenn Menschen Medikamente bekommen, weil sie mal Angst haben oder oft traurig sind. Wenn jemand eine voll ausgeprägte Schizophrenie hat, dann kann das Sinn machen, Medikamente zu geben. Wichtig ist zu wissen, dass man die Medikamente nicht einfach so absetzen kann, sondern diese langsam ausschleichen muss, weil es sonst zu einem herben Rückschlag kommen kann. Dadurch kann sehr viel Unglück entstehen.

Welche drei Tipps würdest Du jemandem geben, der Dich fragt, wie er seine Angst besiegen kann?

Dr. Rahasya Kraft: Der erste Tipp ist: Vergiss die Idee des Besiegens! Siegen bedeutet, dass da ein Feind ist, den man loswerden will. Mache Deine Angst zum Freund. Gib der Angst Raum.

Der zweite Tipp ist: Bring Deine Aufmerksamkeit auf das, was hier ist. Die Angst ist geschürt durch ständig wiederholte Gedanken. Du bist aber nicht Deine Gedanken. Also bring Deine Aufmerksamkeit in das Hier und Jetzt. Dein Körper ist hier. Also bring Deine Aufmerksamkeit auf Deinen Körper. Die Angst kann da sein. Vielleicht zitterst Du, vielleicht wird der Hals eng oder du erlebst andere Körpersensationen. Was machst Du mit einem kleinen Kind, wenn es Angst hat? Du nimmst es liebevoll in den Arm und hältst es. Also nimm auch Dich selbst liebevoll in den Arm und halte Dich.

Der dritte Tipp: Sei neugierig, welcher Gedanke es gewesen ist, der so eine Körpersensation in Dir ausgelöst hat. Wenn Du diesen Gedanken gefunden hast, dann kannst Du mit ihm arbeiten. Du kannst ihn um 360 Grad beleuchten und Dich fragen, ob dieser Gedanke wirklich und zu 100 Prozent wahr ist, aber auch was passiert wäre, wenn es diesen Gedanken niemals gegeben hätte. Damit drehst Du selbst die ganze Projektion um.

Wenn jemand Angst vor einer Spinne hat und unbewusst denkt, dass die Spinne giftig ist oder Dich beißen wird, dann löst sich die Projektion mit den Fragen auf. Denn sie ist nicht giftig, sie beißt nicht und ohne diesen Gedanken gäbe es auch keine Angst vor der Spinne. Entdecke also liebevoll die Illusion in Deiner Angst. Je mehr Du weißt, wer Du wirklich bist, desto einfacher wird es, vor allem wenn Du erkennst, dass die vollautomatisierte Überlebensstrategie eigentlich gar nicht funktioniert, weil die Bedrohungen oft gar nicht existieren.

Wenn Du der Welt eine Botschaft senden würdest, bei der Du sichergehen kannst, dass sie jeden Menschen im Herzen erreichen würde, welche wäre das?

Dr. Rahasya Kraft: Entdecke, wer Du wirklich bist. Entdecke, dass das, was jeder Mensch sucht, nämlich Freude, Erfüllung, Liebe, Frieden und Zusammengehörigkeit, bereits in Dir ist. Du findest es nirgends im Außen. Du findest es nur innen.

6.0 Epilog

„Das Ende ist der Anfang von etwas Neuem."
Robert D. Hülsmeyer

E s ist Samstagabend. Ich sitze wieder am Kamin. Ein innerer Film läuft vor meinen Augen ab. Als ich damals meine Freundin und unsere Wohnung verlor, im Job unzufrieden war, wusste ich zunächst nicht, wie es weitergehen wird. Steckt man mitten in einer Krise, dann sieht man oft nicht, was daraus entstehen kann. Voller Angst und Panik war ich blockiert und fühlte mich von niemandem verstanden. Heute bin ich dankbar, dass es genau so gekommen ist. Die größte Schwäche in meinem Leben ist zu meiner größten Stärke geworden. Durch die ständigen Ängste und Panikattacken habe ich eine Leidenschaft in mir entdeckt. Seit Jahren helfe ich schon anderen Menschen auf ihrem Weg. Damals habe ich das alles nicht gesehen. Ich habe viele Unternehmer und Prominente getroffen, die meinen Rat suchten. Es hat sich wunderbar entwickelt.

Heute bin ich davon überzeugt, dass jeder Mensch, ganz egal, wo er steht, seine Ängste und Panikzustände in den Griff bekommen kann. Jeder ist in der Lage, aus seinem Leben etwas Wundervolles zu machen. Ich behaupte nicht, dass dieser Weg immer einfach ist, dennoch weiß ich, dass transformative Arbeit enorme Freude machen kann. Manchmal Traurigkeit wahrzunehmen, kann sehr schön sein. Der Moment, wenn Angst sich in Mut verwandelt, kann beflügeln. Nichts weniger wünsche ich mir auch für Sie. Und dafür habe ich dieses Buch geschrieben.

Ich weiß nicht, wie Sie dieses Buch gelesen haben. Haben Sie die Tipps und Hilfestellungen nur überflogen oder auch umgesetzt? Vielleicht haben Sie das Buch in sehr kurzer Zeit verschlungen oder über mehrere Wochen immer mal wieder hineingeblättert. Jeder hat eine andere Motivation und sein eigenes Tempo. Daher möchte ich mit

Ihnen noch einmal durch die wichtigsten Inhalte gehen, damit Sie alle Zusammenhänge gebündelt vor Augen haben.

Wenn Sie sich Ihren Ängsten und Panikzuständen stellen möchten, dann ist es in erste Linie wichtig, sie zu verstehen und zu durchschauen. Dafür braucht es die Bereitschaft sich damit auseinanderzusetzen und zu forschen. Für Menschen, die diese Einsatzbereitschaft nicht haben, wird es sehr schwer. Grundsätzlich ist nichts Schlimmes dabei, da Angst eine normale körperliche Reaktion auf Situationen ist, die wir als Bedrohung empfinden. Wir können uns für oder gegen eine Angst entscheiden. Vielleicht erinnern Sie sich, dass es immer eine Ursache gibt, auf die alle definierten Angstzustände zurückzuführen sind. Es ist das Besitz- und Identitätsverhalten, welches man aufrechterhalten möchte. Auslöser hingegen können vielfältig sein. Sie sind wie eine Abspieltaste am Musikspieler und triggern das Unterbewusstsein an. Und genau das müssen wir verändern. Es benötigt eine direkte Handlungsanleitung in Form von Gedanken, Gefühlen, Emotionen oder Verhaltensweisen. Das Unterbewusstsein will exakt wissen, wie Sie sich fühlen möchten. Dafür müssen Sie das Gefühl produzieren. Sonst versteht es das nicht.

Das Drama beginnt in der Regel mit einem Gedanken auf kognitiver Ebene, sorgt dann für körperliche Symptome und verändert unser Verhalten. Sie haben mit dem Selbsttest eine erste Analyse erhalten. Vielleicht möchten Sie auch zum Abschluss des Buches den Selbsttest nochmal machen und dann wiederholen, wenn Sie die Übungen ein paar Tage durchprobiert haben. Entscheiden Sie selbst. Machen Sie sich das Positive an der Angst bewusst und achten Sie darauf, dass Sie dem sekundären Krankheitsgewinn nicht verfallen. Je länger Sie Ihre Ängste mit sich herumschleppen, desto mehr Folgestörungen können auftreten.

Wenn Sie feststellen, dass Sie es alleine nicht schaffen, dann holen Sie sich Rat von einem Experten und denken über eine Therapie oder ein Coaching nach. Sie kennen grob die klassischen Therapieformen, aber auch den goldenen Methodenkoffer, mit dem Sie trainieren können. Idealerweise immer dann, wenn es Ihnen gut geht, damit es funktioniert, wenn es mal kritisch wird. Vor allem kann ich Ihnen die Source Code Therapy ans Herz legen. Damit erzielen wir die erstaunlichsten Ergebnisse.

Sie haben nun einen Überblick über alles, was es braucht, um Ängste und Panikzustände dauerhaft aufzulösen. Welchen Weg Sie gehen, das entscheiden selbstverständlich Sie. Wichtig ist, dass der Weg exakt zu Ihnen passt. Nichts weniger wünsche ich mir für Sie. Schließen möchte ich nun mit einem Gedanken aus dem Interview von Dr. Rahasya Kraft.

„Entdecken Sie, wer Sie wirklich sind. Entdecken Sie, dass Freude, Erfüllung, Liebe, Frieden und Zusammengehörigkeit bereits in Ihnen sind. Sie finden es nirgends im Außen. Sie finden es nur innen."

Ich mag keine Abschiede, daher sage ich:

Bis bald

Robert D. Hülsmeyer

Danksagung

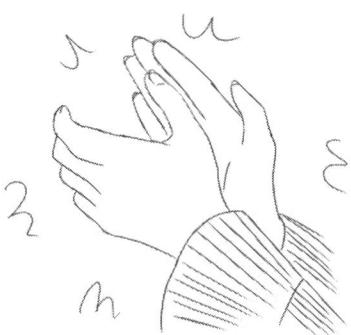

Immer wenn wir vor neuen Aufgaben stehen, dürfen wir uns bewusst machen, dass wir diese Aufgabe nicht alleine lösen und erfüllen müssen. Selbstverständlich habe ich das Buch selbst geschrieben, doch die Erkenntnisse, die Erfahrungen, das Wissen und die Ideen habe ich nicht selbst auf diesen Planeten gezaubert. Dies war nur möglich, weil mich andere Menschen auf unterschiedlichen Lebenswegen begleitet, herausgefordert und unterstützt haben. Es ist nicht möglich, alle Menschen, denen ich von Herzen danke, namentlich zu nennen, da dies den Umfang von einem eigenen Buch hätte.

An dieser Stelle bin ich allen meinen direkten und indirekten Weggefährten dankbar, denn jeder hat etwas dazu beigetragen, dass ich heute der Mensch sein darf, der ich bin und dass dieses Buch entstanden ist.

Mein besonderer Dank gilt:
Wilhelm Brosius, Ilse Brosius, Monika Hülsmeyer, Norbert Mathies, Andreas Fritz, Katja Heinrichs, Angelika Heinrichs, Wolfgang Heinrichs, Nica-Juline Hülsmeyer, Kerstin Hülsmeyer, Millane Hoppe, Lara Hoppe, Eike Hoppe, Dr. Rahasya Kraft, Deniz Vorhoff, Ottilie Lilienthal, Oliver Lilienthal, Hans-Georg Gantenbrink, Peter Rehbein, Rainer Schälte, Robert Uhmann, Achim Plassmann, Josef Mörchen, Dr.

Wilhelm Prünte, Otto Prange, Oliver Wendt, Anthony Robbins, Brian Tracy, Bodo Schäfer, Prof. Samy Molcho, Jürgen Höller, Mike Dierssen, Frederik Beyer, Vera F. Birkenbihl, Danny Adams, Carsten Crane, Markus Hofmeyer und alle weiteren Familienmitglieder, Mentoren, Kunden, Lieferanten, Partner, Ex-Partnerinnen, Kritiker und Weggefährten.

Erfolg ist niemals alleine möglich. Immer wenn wir uns Ziele setzen und diese auch erreichen, dann sollten wir uns bewusst werden, dass wir diese niemals alleine erreichen. Jedes Ziel, das sich ein Mensch setzt und auch tatsächlich erreicht, hat immer auch andere Menschen benötigt, um es zu realisieren. Und dafür dürfen wir auch dankbar sein.

Ergänzende Literatur

Sorge Dich nicht – lebe!, Knaur – 2001 von Dale Carnegie

Kommunikation des Herzens, ShenDo Verlag - 25. Juli 2013 von Dr. Rahasya Fritjof Kraft

Ein neues Ich, Koha - 10. Oktober 2012 von Dr. Joe Dispenza

Emotionen: Frei von Angst, Eifersucht, Wut, Goldmann Verlag - 1. Juni 2000 von Osho

Gute Beziehungen, Klett-Cotta - 4. Auflage September 2016, von Thomas Gordon

Das Prinzip des geistigen Erfolgs, Allegria - 1. Auflage Dezember 2004, von Anthony Robbins

Das Power Prinzip, Ullstein - 1. Oktober 2004, von Anthony Robbins

Gewaltfreie Kommunikation, Junfermann - 10. Auflage 16.Juni 2012, Marshall B. Rosenberg

EQ. Emotionale Intelligenz, dtv Verlagsgesellschaft – 1. Mai 1997, von Daniel Goleman

Emotionale Intelligenz 2.0, mvg Verlag - 4. März 2016, von Travis Bradberry & Jean Greaves

Die Macht der Emotionen, Piper ebooks 8. Dezember 2014, von François Lelord

Emotionen als Ressourcen, Beltz - 3. September 2013, von Dr. Jan Glasenapp

Gefühle im Griff, Springer 1. Juni 2015, von Barnow, Reichenbacher

Das große Buch der Gefühle, Beltz -1. Oktober 2014, von Udo Baer & Gabriele Frick-Baer

Wenn die Haut zu dünn ist, Kösel-Verlag - 11. Auflage 25. April 2014, von Rolf Sellin

Werde wer Du sein willst, GRÄFE UND UNZER Verlag GmbH - 5. September 2015, von Robert Betz

Ich freue mich auf Ihr Feedback

F ür mich ist es sehr wichtig, Feedback zu meinem Buch zu bekommen. Wenn Sie Anregungen oder Verbesserungsvorschläge haben, so schreiben Sie mir doch bitte eine Mail:

robert@rd-huelsmeyer.com

bevor Sie eine schlechte Bewertung abgeben. Ich freue mich sehr über konstruktive Kritik. Da es mich viel Zeit und Energie gekostet hat, dieses Buch zu erstellen, wäre ich Ihnen sehr dankbar, wenn Sie mir anstelle einer schlechten Bewertung Ihre Verbesserungsvorschläge persönlich zukommen lassen. Denn dann hätte ich eine Chance, Ihre Kritik anzunehmen und mein Buch zu verbessern.

Über eine Rückmeldung in Form einer Rezension auf Amazon würde ich mich ebenfalls sehr freuen. Diese können Sie wie folgt erstellen: Besuchen Sie auf Amazon.de die Produktseite des Artikels, für den Sie eine Rezension erstellen möchten. Klicken Sie unter Kundenrezensionen auf „Kundenrezension verfassen". Bewerten Sie den Artikel und verfassen Ihre Rezension.

Alternativ können Sie diesen Link benutzen, der Sie direkt auf die Seite leitet, auf der bestellte Produkte zu bewerten sind. Der Link ist verschlüsselt und sicher:

https://mellontikos-verlag.com/Bewertung

Über den Verlag

D er junge, moderne Verlag MELLONTIKOS wurde 2021 gegründet mit dem Ziel, seinen Leserinnen & Lesern nützliche sowie hochwertige Qualitäts-Ratgeber zu den verschiedensten Themen anzubieten, die allesamt von erfahrenen Expertinnen & Experten stammen.

Der Mehrwert der Bücher steht absolut im Vordergrund und besteht darin, clevere Lösungen leicht verständlich vorzustellen und Sie zu inspirieren.

Genau deshalb arbeitet der Mellontikos Verlag ausschließlich mit ausgewählten Schriftstellerinnen & Schriftstellern zusammen, die eine große Expertise und einen langjährigen Erfahrungsschatz vorzuweisen haben.

Diese stellt Ihnen der Verlag auf seiner Webseite persönlich vor, damit Sie sich selbst ein Bild machen können von dem hochqualifizierten und engagierten Autorenteam sowie den aufwendigen Werken.

https://mellontikos-verlag.com

Haftungsausschluss

Der Autor übernimmt keinerlei Gewähr für die Aktualität, Korrektheit, Vollständigkeit oder Qualität der bereitgestellten Informationen und weiteren Informationen. Haftungsansprüche gegen den Autor, welche sich auf Schäden materieller oder ideeller Art beziehen, die durch die Nutzung oder Nichtnutzung der dargebotenen Informationen bzw. durch die Nutzung fehlerhafter und unvollständiger Informationen verursacht wurden, sind grundsätzlich ausgeschlossen, sofern seitens des Autors kein nachweislich vorsätzliches oder grob fahrlässiges Verschulden vorliegt. Alle Angaben wurden vom Autor mit größter Sorgfalt und nach bestem Wissen und Gewissen recherchiert oder spiegeln seine eigene Meinung wider. Der Inhalt des Buches passt möglicherweise nicht zu jedem Leser und die Umsetzung erfolgt ausdrücklich auf eigenes Risiko. Es gibt keine Garantie dafür, dass alles genau so, bei jedem Leser, zu genau den gleichen Ergebnissen führt. Der Autor und/oder Herausgeber kann für etwaige Schäden jedweder Art aus keinem Rechtsgrund eine Haftung übernehmen.

Der Autor hat bei der Erstellung dieses Buches sämtliche Informationen und Ratschläge mit Sorgfalt recherchiert und geprüft. Sie ersetzen jedoch keinen medizinischen Rat. Daher erfolgen alle Angaben ohne Gewähr. Verlag und Autor übernehmen keine Haftung für Schäden oder Nachteile, die sich aus der Umsetzung der in diesem Buch dargestellten Inhalte ergeben. Der Leser erkennt dies an. Sollten Sie unter Erkrankungen leiden oder sich unsicher sein, ob die Informationen und Techniken, aus diesem Buch, auch für Sie geeignet sind, dann suchen Sie vorab bitte unbedingt einen erfahrenen Arzt oder Heilpraktiker auf.

Urheberrecht

Alle Inhalte dieses Werkes sowie Informationen, Strategien und Tipps sind urheberrechtlich geschützt. Alle Rechte sind vorbehalten. Jeglicher Nachdruck oder jegliche Reproduktion – auch nur auszugsweise – in irgendeiner Form wie Fotokopie oder ähnlichen Verfahren, Einspeicherung, Verarbeitung, Vervielfältigung und Verbreitung mithilfe von elektronischen Systemen jeglicher Art (gesamt oder nur auszugsweise) ist ohne ausdrückliche schriftliche Genehmigung des Autors strengstens untersagt. Alle Übersetzungsrechte vorbehalten. Die Inhalte dürfen keinesfalls veröffentlicht werden. Bei Missachtung behält sich der Autor rechtliche Schritte vor.

Impressum

Robert Dominic Hülsmeyer, Mellontikos Verlag wird vertreten durch:

Straight - Marketing GmbH
Mittenwalderstrasse 5a
82467 Garmisch-Partenkirchen
info@mellontikos-verlag.com
https://mellontikos-verlag.com

Kontakt für Fragen zum Buch, Inhalt oder Download des Audioprogramms:
robert@rd-huelsmeyer.com

Covergestaltung: Wolkenart – Marie-Katharina Becker,
www.wolkenart.com
Fotos: M. F.; www.depositphotos.com, www.shutterstock.com